明石定子 編・著

乳房超音波&マンモグラフィ一問一答

病変の見極めに"必ず"役立つエッセンス

秀潤社

Gakken

序

　乳癌患者は増加の一途を辿り，女性の悪性腫瘍の罹患率第1位，年間9.5万人の方が新たに乳癌と診断されています．乳癌検診受診率の向上は重要課題であり，乳癌画像診断の重要性は益々増加しています．一方で，乳癌の画像診断は難しいという声もよく耳にしてきました．そのような中で『乳房超音波＆マンモグラフィ一問一答』の編集の依頼をいただき，乳房超音波＆マンモグラフィを使いこなす仲間を増やしたいという思いで本書を作成させていただきました．「人財は宝」です．

　本書は，若手医師，これから乳腺診療を始める医師・超音波技師・診療放射線技師を中心に，初めて乳癌画像診断を学ぶ，あるいは学びなおしをしたい場面で気楽に手に取っていただけるように構成されています．初学者が知っておいたら理解が進みやすくなるのではないかという知識を，Q&A形式で簡潔にまとめています．解剖から正常画像，装置の特徴，スキャンのコツといった基本事項から始まり，後半はよく遭遇する

疾患の読影ポイントまで豊富な画像と動画付きで，各分野のエキスパートに執筆していただきました．1冊通して読んでいただいてもよし，隙間時間にQ&Aごとに目を通してもらうという使い方もお勧めです．ちょっとした疑問が湧いた時にも，めくっていただけるようになっています．適宜コラムとして豆知識も挿入しています．

　病変の見極めに役立てるエッセンスを凝集した本を作ることができたと自負しています．

　最後に，ご多忙の中，最適な画像を選りすぐり，原稿を執筆していただいた分担著者の先生方，忍耐強く編集作業をしてくださった株式会社Gakkenメディカル出版事業部 編集課の皆様に心より御礼申し上げます．

2024年8月

東京女子医科大学乳腺外科
明石定子

乳房超音波＆マンモグラフィ
一問一答
病変の見極めに"必ず"役立つエッセンス

Web動画の見方	12

Ⅰ 基本的内容 — 18

1 解剖 — 18

Q01 乳房の**超音波像**と**解剖の対比**について教えてください.
何森 亜由美 — 18

Q02 **マンモグラフィ**でみえている**解剖**と,実際の解剖の関係について教えてください.
白岩 美咲 — 24

2 正常乳房 — 26

Q03 **妊娠・授乳期**における**乳房の変化**を教えてください.
土井 卓子 — 26

Q04 **年齢による乳房の変化**について教えてください.
田村 宜子 — 28

Q05 超音波検査で腫瘤（病変）と間違いやすい
アーチファクトなどを教えてください.
渡辺 隆紀 —————————————————— 30

Q06 腋窩リンパ節の見方のポイントを
教えてください.
寺田 かおり —————————————————— 34

Q07 鎖骨上・内胸リンパ節（胸骨傍リンパ節）の
見方のポイントを教えてください.
渡辺 恵美 —————————————————— 37

Q08 乳房内リンパ節はどのようにみえますか?
榊原 淳太 —————————————————— 42

3 乳房超音波 ————————————————— 44

Q09 乳房超音波検査で使用する装置について
教えてください.
三塚 幸夫 —————————————————— 44

Q10 乳房超音波検査時の流れを教えてください.
前田 奈緒子 ————————————————— 46

Q11 病変を見落としなくスキャンする
コツを教えてください.
植野 映 —————————————————— 48

Q12 乳房超音波の画質設定の
ポイントを教えてください.
植野 映 —————————————————— 51

Q13 エラストグラフィの使い方を教えてください.
伊藤 吾子 —————————————————— 54

Q14 フローイメージング,
カラードプラの使い方を教えてください.
奥野 敏隆 —————————————————— 58

Q15 乳房超音波像の**レポート**はどのように
書くとよいのでしょうか？
青山 圭 61

Q16 超音波健診の**カテゴリー分類**を教えてください．
島 宏彰 63

4 マンモグラフィ 66

Q17 **マンモグラフィ**で使用する**装置**
について教えてください．
坂井 修二, 大橋 良子 66

COLUMN マンモグラフィを施行できない症例
青山 圭 70

Q18 **マンモグラフィ検査時の流れ**を教えてください．
塚田 実郎 72

COLUMN マンモグラフィは痛いのになぜ挟まないといけないのですか？
明石 定子 75

Q19 マンモグラフィの**最適な読影環境の
設定**はどうしたらよいですか？
塚田 実郎 76

Q20 マンモグラフィでの**腫瘤の読影
ポイント**を教えてください．
久保田 一徳 78

Q21 マンモグラフィでの**石灰化**や
その他の所見の読影ポイントを教えてください．
久保田 一徳 81

Q22 **高濃度乳房**って何ですか？
鈴木 昭彦 83

COLUMN マンモグラフィと乳房超音波でみえる病変や位置づけの違い
植松 孝悦 85

5 その他のモダリティ ——— 88

Q23 超音波,マンモグラフィ以外の乳房画像診断モダリティについて教えてください.
片岡 正子, 三宅 可奈江 ——— 88

II 乳房超音波&マンモグラフィ鑑別診断 94

1 乳癌 ——— 94

Q24 乳癌の病理組織学的分類①
浸潤癌と非浸潤癌について教えてください.
板垣 裕子, 長嶋 洋治 ——— 94

Q25 乳癌の病理組織学的分類②
浸潤性乳管癌, 浸潤性小葉癌, 特殊型について教えてください.
本間 尚子, 緒方 秀昭 ——— 96

Q26 乳癌のTNM分類について教えてください.
田辺 真彦 ——— 98

Q27 乳癌のサブタイプ分類について教えてください.
原 勇紀, 山口 倫 ——— 101

Q28 典型的な乳癌の画像所見①
スピキュラを有する乳癌の画像所見を教えてください.
地曳 典恵 ——— 106

Q29 典型的な乳癌の画像所見②
境界が不明瞭な腫瘤の画像所見を
教えてください.
原田 成美, 石田 孝宣 **108**

Q30 典型的な乳癌の画像所見③
境界が微細鋸歯状の腫瘤の画像所見を
教えてください.
恵美 純子 **110**

Q31 **境界明瞭**でも**悪性**の場合はありますか?
石垣 聡子, 佐竹 弘子, 増田 慎三 **112**

COLUMN 境界部高エコーができるしくみ
中島 一毅 **114**

Q32 乳房超音波で小さくても**注意が必要な**
腫瘤はありますか?
青山 圭, 森原 加代子 **117**

Q33 超音波検査で**高エコーの乳癌**はありますか?
平野 明 **119**

COLUMN 内部エコーレベルと後方エコーの成り立ち
亀井 義明 **121**

Q34 **扁平な**(D/W比の大きくない)**乳癌**はありますか?
突沖 貴宏, 枝園 忠彦 **124**

Q35 超音波で**嚢胞様構造を認めた腫瘤**の
鑑別について教えてください.
二村 学 **126**

COLUMN 一見嚢胞にみえても気をつけるべき場合
吉田 美和 **132**

Q36 **石灰化**でみつかる癌の典型的な画像所見に
ついて教えてください.
坂東 裕子 **133**

COLUMN 絶対落としていい石灰化

塚部 昌美, 島津 研三　　　137

Q37 超音波で低エコー域をみつけた時の
評価のポイントを教えてください.

亀井 桂太郎　　　139

Q38 炎症性乳癌の典型的な画像所見に
ついて教えてください.

中野 正吾　　　141

Q39 遺伝性乳癌卵巣癌症候群患者に
おける検査の注意点について教えてください.

杉本 健樹　　　143

COLUMN ブレスト・アウェアネスという考え方

杉本 健樹　　　145

2 線維腺腫と葉状腫瘍　　　146

Q40 線維腺腫の典型的な画像の特徴を教えてください.

阿多 亜里沙　　　146

Q41 線維腺腫は経時的に変化しますか?

長谷川 善枝　　　148

Q42 妊娠・授乳期に線維腺腫は
どう変化しますか?

前田 奈緒子　　　150

Q43 悪性との鑑別が困難な線維腺腫を疑う腫瘤は
どのように対応すればよいのでしょうか?

塚田 弘子　　　152

Q44 葉状腫瘍の典型的な画像所見を教えてください.

林 早織, 神谷 武志, 久保 真　　　154

Q45 線維腺腫と葉状腫瘍の鑑別ポイントについて教えてください.
清水 由実　156

Q46 超音波検査において患者の年齢に合わせて境界明瞭な腫瘤の要精査基準は変わりますか?
明石 定子　158

3 囊胞性病変　160

Q47 囊胞の典型的な画像の特徴を教えてください.
野上 真子　160

COLUMN 外側陰影ができるしくみ
三塚 幸夫　162

Q48 囊胞にみえない囊胞はありますか?
吉田 美和　164

Q49 小囊胞が集簇している場合の取り扱いについて教えてください.
吉田 美和　166

Q50 典型的な濃縮囊胞の超音波像を教えてください.
坂 佳奈子　168

Q51 典型的な乳管内乳頭腫の画像所見について教えてください.
位藤 俊一　171

4 その他　174

Q52 良性で構築の乱れを来すことはありますか?
位藤 俊一　174

Q53 良性で不整形腫瘤を示すことはありますか？
何森 亜由美 ——————————————————————————— 176

Q54 典型的な過誤腫の画像所見について教えてください.
齋村 道代 ——————————————————————————— 178

Q55 豊胸術を受けた乳房（インプラント）
の画像所見について教えてください.
繁永 礼奈 ——————————————————————————— 180

Q56 注入による豊胸術の画像所見について
教えてください.
池田 紫 ———————————————————————————— 183

Q57 乳房にできた粉瘤の画像所見について
教えてください.
髙木 理恵 ——————————————————————————— 188

Q58 乳房膿瘍・肉芽腫性乳腺炎の
画像所見について教えてください.
清水 由実 ——————————————————————————— 190

5 男性の場合 ——————————————————————— 192

Q59 女性化乳房とはどのようなものでしょうか？
野口 英一郎 —————————————————————————— 192

Q60 男性乳癌の画像所見について教えてください.
野口 英一郎 —————————————————————————— 195

索引（INDEX）—————————————————————————— 199

Web動画の見方

- 本書の内容に基づいた動画をご覧いただけます．
- 本書の解説と併せて動画を確認すれば，理解が深まります．

推奨閲覧環境

- パソコン（WindowsまたはMacintosh）
- Android OS搭載のスマートフォン／タブレット端末
- iOS搭載のiPhone／iPadなど

・OSのバージョン，再生環境，通信回線の状況によっては，動画が再生されないことがありますが，ご了承ください．
・各種のパソコン・端末のOSやアプリの操作に関しては，弊社ではサポートいたしません．
・通信費などは，ご自身でご負担ください．
・パソコンや端末の使用に関して何らかの損害が生じたとしても，弊社は責任を負わないものとします．各自の自己責任でご対処ください．
・二次元バーコードリーダーの設定で，OSの標準ブラウザを選択することをお勧めします．
・動画に関する著作権は，すべて株式会社Gakkenに帰属します．本動画の内容の一部または全部を許可なく転載，改変，引用することを禁じます．
・動画の配信期間は，最終刷の年月日から起算して4年間をめどとします．ただし，予期しない事情により，その期間内でも配信を停止する可能性があります．なお，動画に関するサポートは行っておりません．ご了承ください．

動画の再生方法

お使いのブラウザに，以下のURLを入力するか，その右の二次元バーコードを読み込んでください．
メニュー画面が表示されますので，ご希望の動画を選択し再生してください．
次ページの動画一覧からも，ご希望の動画を再生可能です．

▶ https://gakken-mesh.jp/breast-emqa/

I 基本的内容

2 正常乳房

Q5 超音波検査で腫瘤（病変）と間違いやすいアーチファクトなどを教えてください.	p.30	fat island
	p.31	shadowing
	p.32	Cooper靱帯
	p.32	肋軟骨
Q7 鎖骨上・内胸リンパ節（胸骨傍リンパ節）の見方のポイントを教えてください.	p.37	鎖骨上リンパ節の走査画面
	p.38	内胸リンパ節の走査画面

3 乳房超音波

Q11 病変を見落としなくスキャンするコツを教えてください.	p.48	プローブの当て方
	p.50	スキャンの仕方
Q13 エラストグラフィの使い方を教えてください.	p.54	エラストグラフィ検査におけるプローブ操作の実際

Q13 （つづき）	p.55	圧の違いによるエラストグラフィ像の変化

II 乳房超音波＆マンモグラフィ鑑別診断

1 乳癌

Q30 境界が微細鋸歯状の腫瘤の画像所見を教えてください.	p.111	微細鋸歯状腫瘤の3D-MG像（MLO方向）

2 線維腺腫と葉状腫瘍

Q42 妊娠・授乳期に線維腺腫はどう変化しますか？	p.151	産後6か月（授乳中）

3 嚢胞性病変

Q49 小嚢胞が集簇している場合の取り扱いについて教えてください.	p.166	図1-Aの動画
	p.167	図2-Cの動画

4 その他

Q53 良性で不整形腫瘤を示すことはありますか？	p.177	分葉〜不整形を示す線維腺腫

13

執筆者一覧

● 編者　**明石定子**　　東京女子医科大学乳腺外科

● 執筆者　**何森亜由美**　高松平和病院乳腺外科

白岩美咲　姫路医療センター放射線科

土井卓子　湘南記念病院乳がんセンター

田村宜子　虎の門病院乳腺内分泌外科

渡辺隆紀　仙台医療センター乳腺外科

寺田かおり　秋田大学医学部附属病院乳腺・内分泌外科

渡辺恵美　三河乳がんクリニック

榊原淳太　千葉大学大学院医学研究院臓器制御外科（乳腺外科）

三塚幸夫　東邦大学医療センター大森病院臨床生理機能検査部

前田奈緒子　Sono+/日本医療大学大学院保険医療学研究科

植野 映　つくば国際ブレスト&レディースクリニック

伊藤吾子　日立総合病院乳腺甲状腺外科

奥野敏隆　神戸市立西神戸医療センター乳腺外科

青山 圭　東京女子医科大学乳腺外科

島 宏彰　札幌医科大学消化器・総合, 乳腺・内分泌外科学講座

坂井修二　東京女子医科大学画像診断学・核医学

大橋良子　東京女子医科大学画像診断学・核医学

塚田実郎　慶應義塾大学医学部放射線科学教室（診断）

久保田一徳　獨協医科大学埼玉医療センター放射線科

鈴木昭彦　東北医科薬科大学乳腺・内分泌外科

植松孝悦　静岡県立静岡がんセンター乳腺画像診断科兼生理検査科

片岡正子　京都大学大学院医学研究科放射線医学講座（画像診断学・核医学）

三宅可奈江	京都大学大学院医学研究科高度医用画像学講座
板垣裕子	まつもと医療センター臨床検査科
長嶋洋治	東京女子医科大学医学部病理診断科
本間尚子	東邦大学医学部病院病理学講座
緒方秀昭	東邦大学医療センター大森病院乳腺内分泌外科
田辺真彦	東京大学医学部附属病院乳腺・内分泌外科
原 勇紀	長崎大学病院腫瘍外科（第一外科）/乳腺センター
山口 倫	長崎大学病院乳腺センター/病理診断科・病理部
地曳典恵	東京女子医科大学八千代医療センター乳腺・内分泌外科
原田成美	東北大学大学院医学系研究科・医学部乳腺・内分泌外科学
石田孝宣	東北大学大学院医学系研究科・医学部乳腺・内分泌外科学
恵美純子	広島市立北部医療センター安佐市民病院乳腺外科
石垣聡子	名古屋大学医学部附属病院放射線科
佐竹弘子	名古屋大学医学部附属病院放射線科
増田慎三	名古屋大学大学院医学系研究科病態外科学講座乳腺・内分泌外科学
中島一毅	川崎医科大学総合医療センター外科/川崎医科大学総合外科学
森原加代子	東京女子医科大学乳腺外科
平野 明	東京女子医科大学附属足立医療センター乳腺診療部
亀井義明	愛媛大学医学部附属病院乳腺センター
突沖貴宏	岡山大学病院内分泌センター
枝園忠彦	岡山大学病院乳腺・内分泌外科
二村 学	岐阜大学医学部附属病院乳腺外科
吉田美和	昭和大学江東豊洲病院乳腺外科
坂東裕子	筑波大学医学医学系乳腺内分泌外科
塚部昌美	大阪大学大学院医学系研究科乳腺・内分泌外科
島津研三	大阪大学大学院医学系研究科乳腺・内分泌外科
亀井桂太郎	大垣市民病院乳腺外科

中野正吾	愛知医科大学乳腺・内分泌外科
杉本健樹	社会医療法人近森会近森病院乳腺センター/乳腺外科
阿多亜里沙	東京女子医科大学乳腺外科
長谷川善枝	八戸市立市民病院乳腺外科
塚田弘子	東京女子医科大学乳腺外科
林 早織	九州大学病院乳腺外科
神谷武志	北九州市立医療センター放射線科
久保 真	九州大学病院乳腺外科
清水由実	東京女子医科大学乳腺外科
野上真子	東京女子医科大学乳腺外科
坂 佳奈子	四谷メディカルキューブ乳腺外科
位藤俊一	近畿大学医学部外科学教室乳腺内分泌外科部門
齋村道代	北九州市立医療センター乳腺甲状腺外科
繁永礼奈	東京女子医科大学乳腺外科
池田 紫	むらさき乳腺クリニック五反田
髙木理恵	相良病院臨床検査部生理機能検査科
野口英一郎	東京女子医科大学乳腺外科

I 章
基本的内容

- **I-1** 解剖
- **I-2** 正常乳房
- **I-3** 乳房超音波
- **I-4** マンモグラフィ
- **I-5** その他のモダリティ

Ⅰ 基本的内容

1 解剖

Q01 乳房の超音波像と解剖の対比について教えてください.

- 乳房の正常超音波像は同じ年齢でも様々であり,さらに個人の経年変化やBMI,ホルモン環境,人種などの違いによって様々である.
- 超音波でみえる乳腺内の等エコーパターンや脂肪,乳腺分布を,正常解剖の基本構造やバリエーションのしくみについて,解剖学的な観点で対比することで理解しやすくなる.
- 乳腺は,大胸筋前面の皮下脂肪筋膜層の中にあり,乳頭を中心に放射状に分布している(図1,図2-A).

▶ 乳腺内の解剖[1]~[4]

1) 等エコーパターン

正常解剖の基本構造:乳腺内にみえる模様の等エコー(脂肪と同じエコーレベル)パターンは,主に線維性の**周囲間質**である(図2のa,図3-A[1]のc).等エコー

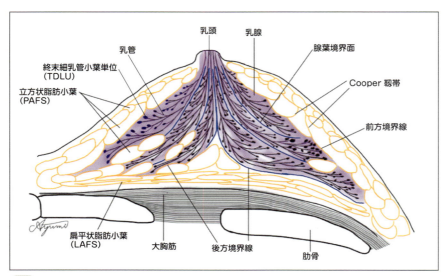

図1 乳房の構造

パターン内に**乳管-終末細乳管小葉単位（terminal duct lobular units；TDLU）**（ 図3-A のa，b）が含まれている．**乳管**は，周囲間質が豊富な部位で高エコーの細い線としてみえるが（ 図2 のb），使用する超音波プローブの周波数によっても，みえる頻度は異なる（ 図2-B ）．TDLUは，内部構造が微小なためスペックルパターンとして表現されており，そのエコーレベルは周囲間質と同様であるため，TDLUそのものは画像上で確認できない（ 図2-C のa）．

バリエーションのしくみ：周囲間質の分布は乳管に対して不均等であり，等エコーパターンは周囲間質の分量が多いと連続してみえ，少ないと途切れてみえる（ 図4 ）[4]．また，TDLUが萎縮すると，等エコーパターンは先細りとなる（ 図2-A ）．TDLUの分布にも偏りがあり，TDLUが乳腺末梢側で密集したりボリュームがあったりすると，初学者には低エコー域病変と認識することがあり，注意が必要である（ 図2-C ）．

A 超音波像

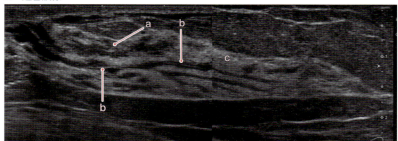

B 超音波像

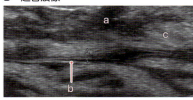

C 超音波像

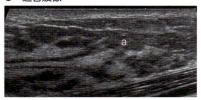

図2 正常超音波像
a：等エコーパターン，b：乳管，c：高エコー域
A：左乳房外側の正常乳房超音波像．中心乳管（b）が高エコーラインでみえ，末梢は先細りである．14MHz周波数帯のプローブを使用．
B：aの乳管部の拡大像．22MHz周波数帯のプローブを使用．この部位では0.3mm径の乳管壁がみえている．
C：他の乳房では，乳腺末梢の等エコーパターンは斑状でボリュームがある．ボリュームのあるTDLUが含まれている可能性があるが，周囲間質とTDLUは区別がつかないため，実際のTDLUのサイズはわからない．

A 病理組織像（HE染色）　　B 病理組織像（HE染色）

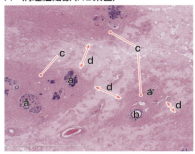 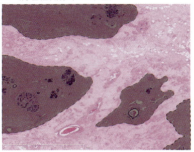

図3 正常病理組織像
a：TDLU，**b**：乳管，**c**：周囲間質，**d**：浮腫状間質
A，B：乳管-TDLUを含んだ周囲間質構造が，超音波では等エコーパターンでみえている．
（文献1）より転載）

A 超音波像とシェーマ　　B 超音波像とシェーマ

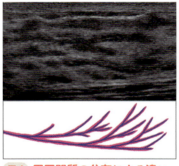 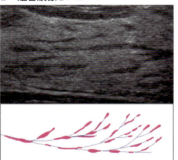

図4 周囲間質の分布による違い
A：周囲間質のボリュームが多く，等エコーパターンは連続してみえる．
B：周囲間質のボリュームが少なく，等エコーパターンは途切れてみえる．
（文献4）より一部改変して転載）

2) 高エコー域

正常解剖の基本構造：周囲間質の間を充填する**浮腫状間質**で乳腺分布領域を示す（図2のc，図3-Aのd）．線維細胞，コラーゲンなどの基質，脂肪細胞が混在しており，超音波ビームが散在するため，高エコーレベルを示す．

バリエーションのしくみ：マンモグラフィ（MG）で乳房濃度が低い乳腺（乳腺散在〜脂肪性）は，浮腫状間質の線維細胞や基質が少なく脂肪細胞が多い．MGで高濃度乳房を示す乳腺は，浮腫状間質の脂肪細胞が少ない．しかし，超音波で

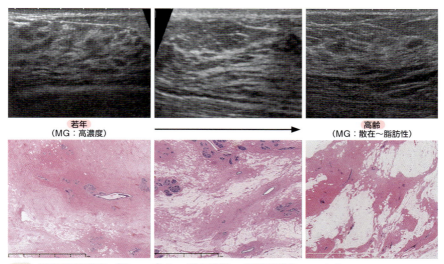

図5 MG乳腺濃度の違いで変わる超音波像と病理組織像のみえ方
上段：超音波像.
下段：病理組織像（HE染色）.
MG濃度が高濃度から脂肪性に下がるしくみのひとつに，浮腫状間質の脂肪細胞比の増加がある．超音波ではどの割合でも常に高エコー域としてみえている．周囲間質構造は残存している．
（文献1）より転載）

は脂肪細胞の過多にかかわらず両者とも同じような高エコーレベルで表現される（図5）．MGの乳房濃度の違いは，図6 に示すような乳腺分布の違いも関与している．

3）腺葉構造

正常解剖の基本構造：前述のとおり，等エコーパターンは乳管走行を反映しているため，そのパターンの連続性や方向性を目で追いながら観察すると，腺葉分布の境界面があるとわかる部位がある（図7）．この部位には，比較的太い血管が走行することがある．

バリエーションのしくみ：容積の大きい腺葉は外上に多くみられ，前後2枚に重なっていることが多い．**腺葉の間に大きな脂肪小葉**があると，MGでも部分的に濃度が下がり，初学者にとっては，切り取られた乳腺が**局所的非対称性陰影（focal asymmetry density；FAD）**のようにみえる（図6-A）．腺葉は15～20枚程度あると推測されており，広がりの角度は大きなものは120°を超えるが，小さなものでは10°程度といわれており，すべての腺葉を画像で確認することは困難である．

図6 乳房の脂肪と乳腺分布のバリエーション

解剖	超音波像

A：乳腺は末梢まで一塊で分布しており，乳腺の側方および後方の境界線は明瞭である．腺葉間に部分的に脂肪小葉（＊）を取り込んでいる[5)6)]．

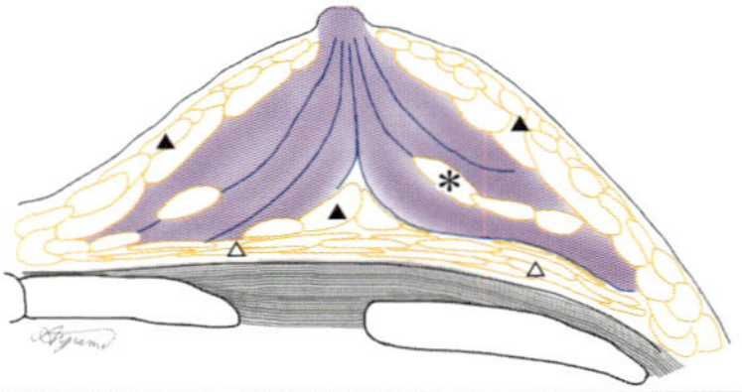

▲：PAFS
△：LAFS

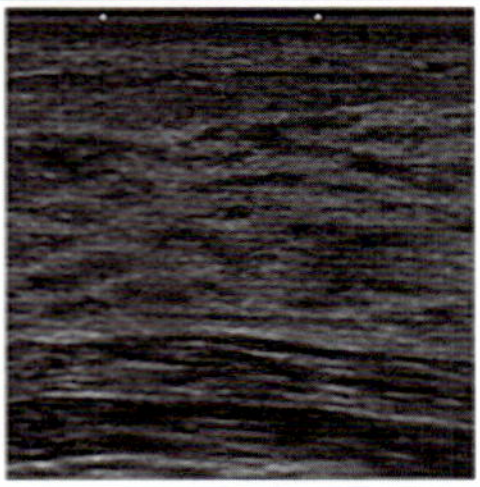

B：乳腺後方にも PAFS が豊富にある．乳腺の外側と後方の境界線は明瞭である．

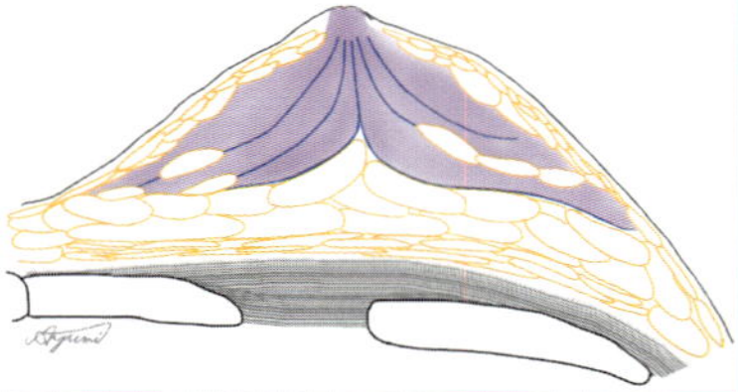

超音波では浮腫状間質に混在する脂肪細胞の割合にかかわらず超音波ビームは散在するため，BとCは同じような高エコーレベルの背景乳腺分布でみえる．

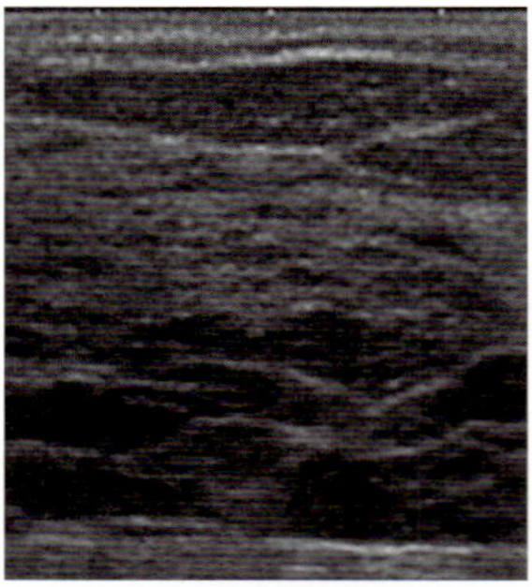

C：乳腺の浮腫状間質に脂肪細胞が混在している．Bと比べると，MG濃度は下がる．

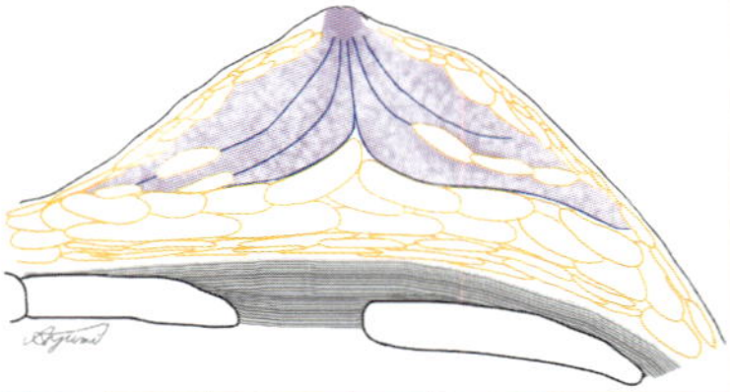

D：乳頭近傍から複数の脂肪小葉の間に乳腺が分布する．乳腺の側方や後方の境界線は曖昧になる．

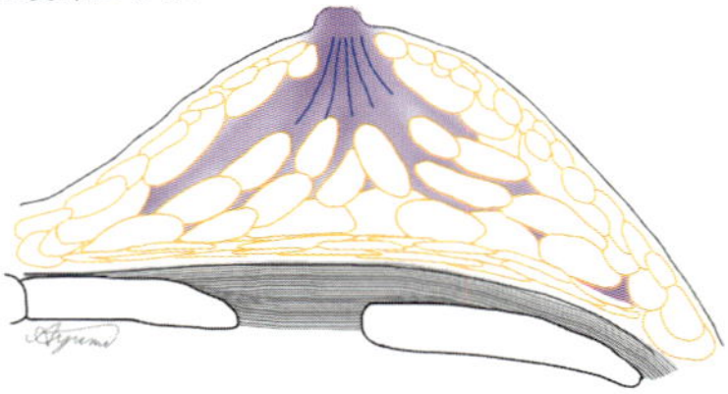

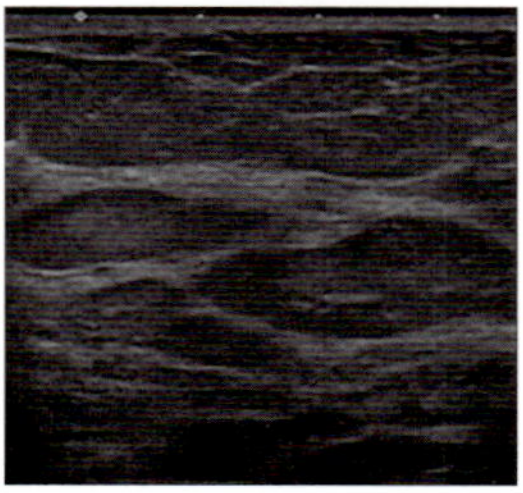

E：さらに乳腺の萎縮が進むと，脂肪小葉の間の乳腺は超音波ではみえなくなる．

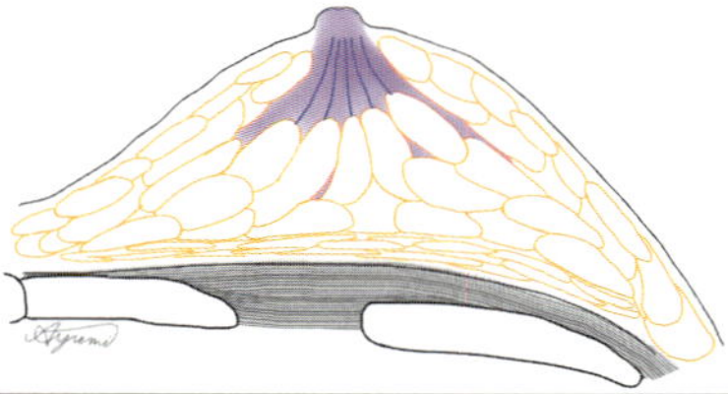

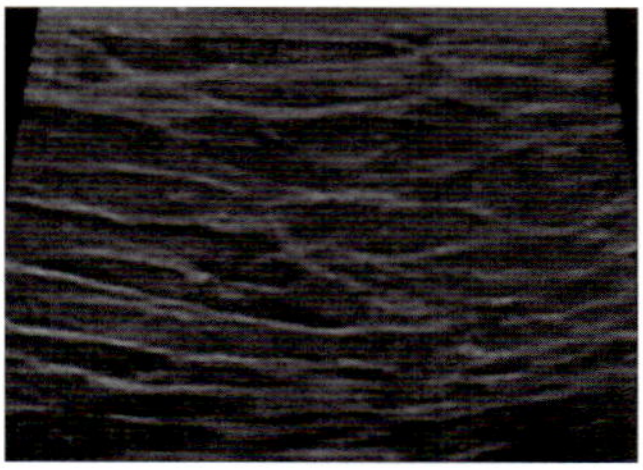

A〜E：同一乳房に，A〜Eに示す乳腺分布パターンが混在している場合もある．

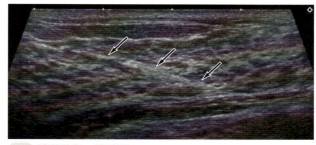

図7　腺葉分布の境界面

境界面に超音波ビームが反射する部位では，シート状の高エコー（→）が確認される．

▶ 脂肪と乳腺分布

　乳房は，胸壁の皮下筋膜脂肪層の中に発達する腺組織であり，皮下筋膜脂肪層は解剖学的には，立方状の立方状脂肪小葉(protective adipofascial system；PAFS)と扁平状の扁平状脂肪小葉(lubricant adipofascial system；LAFS)で構成されている（図1 参照）[5]．PAFSの結合織の一部がCooper靱帯と呼ばれている．乳頭から発生した乳腺組織はPAFSの脂肪小葉の隙間に発達していくが，その広がり方は様々である．そのため，**末梢まで腺葉が一塊**であったり，**途中で脂肪小葉を取り囲んだり**，**複数の脂肪小葉の隙間に入り込み，乳腺と脂肪が混在する分布を示す部分がある**（図6）．乳腺の後方にLAFSがある[6]．

参考文献
1) Izumori A, et al: Proposal of a novel method for observing the breast by high-resolution ultrasound imaging: understanding the normal breast structure and its application in an observational method for detecting deviations. Breast Cancer 20: 83-91, 2013.
2) 何森亜由美：誰も教えてくれなかった乳腺エコー．医学書院，p.6-66, 2014.
3) 日本乳腺甲状腺超音波診断医学会：乳房超音波診断ガイドライン改訂第3版．南江堂，p.14-17, 2014.
4) 何森亜由美．乳房正常解剖の超音波画像理解と観察法．超音波医学 45: 349-354, 2018.
5) Nakajima H, et al: Anatomical of the protective adipofascial system (PAFS) and lubricant adipofascial system (LAFS). Scand J Plast Reconstr Surg Hand Surg: 38261-38266, 2004.
6) Izumori A, et al: Usefulness of second-look ultrasonography using anatomical breast structures as indicators for magnetic resonance imaging-detected breast abnormalities. Breast Cancer 27: 129-139, 2020.

（何森 亜由美）

I 基本的内容
1 解剖

Q02 マンモグラフィでみえている解剖と，実際の解剖の関係について教えてください．

A
- マンモグラフィ（MG）では，**いろいろな構造が重なり合って描出されている**．
- **MLO（mediolateral oblique；内外斜位方向）像**では，**乳房の位置の推定**に注意する必要がある．

▶ MGにおける乳房の正常解剖

MG（乳房X線撮影）では，組織のX線吸収の違いが画像上の濃度差として描出され，それぞれの構造を認識することができる．**脂肪と軟部組織と石灰化が濃度差で大きく区別され**，以下の正常構造が確認可能である（**図1**）．

① **乳腺組織**：乳管上皮を含む実質と周囲間質からなる．MGでは全体が軟部組織濃度を示し，実質と周囲間質の区別は難しい．乳頭を中心に放射状に広がる構造は，MGでは乳頭を頂点とした円錐形〜三角形の広がりとして描出される．乳腺組織には脂肪組織も混在しているが，その割合は様々である．

② **Cooper靱帯**：乳腺の表層から皮膚に向かって伸びる軟部組織濃度の線状構造として認められる．

A　MG像（MLO方向）

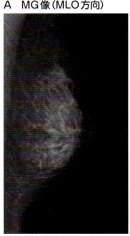

B　Aの説明

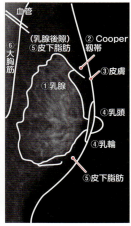

図1 正常乳房のMG像（MLO方向）

③ **皮膚**：乳房を覆う皮膚は，MGでは接線部分のみが描出される．乳房の最表層に細い薄い線として認められる．
④ **乳頭・乳輪**：乳頭は，乳房から突出する半球状の構造として認められる．その周囲の皮膚の厚くなっている部分が乳輪である．ただし，陥没乳頭は乳輪下の構造として認められることがあるので，腫瘤と間違えないように注意する．
⑤ **皮下脂肪**：皮膚と乳腺組織の間，乳腺組織と大胸筋の間（乳腺後隙）に脂肪が認められる．脂肪はX線吸収が少ないので，MGでは黒く描出される．
⑥ **大胸筋**：MLO像では，乳房の深部に斜走する三角形の軟部組織濃度の構造として認められる．
⑦ **腋窩リンパ節**：腋窩に，境界明瞭平滑な馬蹄形の軟部組織濃度の構造として認められる．リンパ節門部に脂肪濃度がみられる．片側のみに認められることもある．

▶ MGにおける乳房の位置の推定

MGの基本撮影は，乳房全体を最も多く描出できるMLO撮影と，それを補完するCC（craniocaudal；頭尾方向）撮影である．ML（mediolateral；内外方向）撮影ではなく，MLO撮影のため斜めになっているので，MGから位置を推定する際には注意が必要である．MLO像では，内側と外側の乳腺組織が斜めに重なり合っているため，**乳房内側のA/B区域の境界は乳頭の高さよりやや低くなり**（ 図2-B ）**，外側のC/D区域の境界はやや高くなっている**（ 図2-C ）．

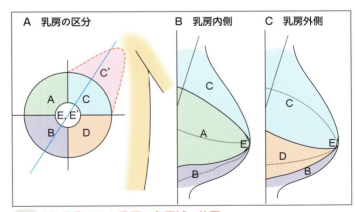

図2　MLO像でみる乳房の各区域の位置

A：内上部，B：内下部，C：外上部，D：外下部，C'：腋窩部，E：乳輪部，E'：乳頭部[1]
COLUMN「マンモグラフィと乳房超音波でみえる病変や位置づけの違い」（p.85）参照

参考文献 1) 日本乳癌学会（編）：臨床・病理 乳癌取扱い規約，第18版．金原出版，2018．

（白岩 美咲）

I 基本的内容

2 正常乳房

Q03 妊娠・授乳期における乳房の変化を教えてください．

A
- 乳腺は妊娠・授乳期に増殖，肥厚し，マンモグラフィ（MG）では**高濃度乳房**となり，超音波像では**すりガラス状**にみえるようになる．

▶妊娠・授乳期の乳房の変化と画像所見

乳房の妊娠・授乳による変化：乳房は15～20の腺葉からなり，乳管上皮細胞と，それを包む筋上皮細胞が基底膜に内包されて乳頭に開口している．**妊娠初期にエストロゲンが増加し乳管が増殖，3か月頃からプロゲステロンが増加し，腺房構造（乳汁を産生する房状の組織）が増殖**，その後，プロラクチンの増加によって乳汁産生が始まる．成長ホルモン，ヒト胎盤ラクトゲン，インスリン，副腎皮質ホルモンなども影響する．腺細胞の粗面小胞体，ゴルジ装置，割面小胞体が発達し，腺腔側に蛋白成分顆粒や脂肪滴の浮遊した液胞ができ，**出産によりエストロゲン，プロゲステロンが低下してプロラクチン優位**になり，授乳が開始される[1]．

妊娠・授乳中の画像所見：前述の乳房の変化に伴い，MGでは高濃度乳房となる（**図1**）．超音波像では**妊娠中は腺組織の肥厚**がみられ（**図2-A, B**），授乳が始まると乳汁が充満するため，厚い**すりガラス状**の低エコー組織として描出される（**図2-C**）．出産後2～3日は母乳量が少ないが，1か月程度で増加し，日内変動もある．乳腺の見え方は刻々と変化するので，授乳状態を確認し，搾乳後に検査することが大切である．

A 非妊娠期のMG像　　B 授乳2か月目のMG像

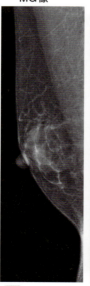 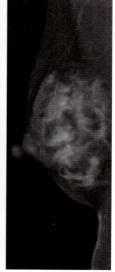

図1 授乳によるMG像の変化

A, B：同一人物．非妊娠期（**A**）に比べ，授乳2か月目（**B**）では乳腺が肥厚し，高濃度乳房となっている．

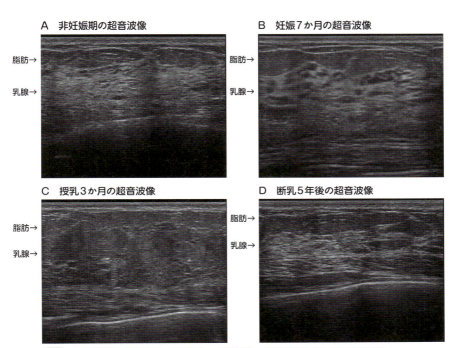

図2 非妊娠期，妊娠中，授乳中，断乳後の超音波像（図1とは別人）

妊娠・授乳中の検査の意義：MGは，乳房が緊満して適切な圧迫を行うことができない．**高濃度乳房のため，妊娠・授乳中は検査を行わない**．ただし，妊娠中にMGを撮影しても，胎児への被ばくはほとんどなく，受診者が不安に思う必要はない．

超音波検査は圧迫も被ばくもなく，乳房内の観察には有用である．妊娠・授乳期には線維腺腫の急速増大，授乳期腺腫や乳瘤の発生，うっ滞性乳腺炎などが起こることがある．超音波検査で確認して不安を解消し，必要に応じてエコーガイド下穿刺排膿，排液など処置を行うことは有意義である．悪性を疑う場合はエコーガイド下生検を行い，速やかに診断・治療を行うことも大切である．ただし，胎児を観察するプローブで乳房を検査することなく，必ず体表用のプローブを用いることが必要である．

断乳後：授乳が終了すると乳房は退縮して元に戻り，画像も通常の所見に復する（**図2-D**）．授乳により脂肪変性が進むため，断乳後の乳房構成は脂肪寄りに変化することも多い．

参考文献 1) 菅原和信，豊口禎子：薬剤の母乳への移行．第3版．南山堂，p.1-7, 2002.

（土井 卓子）

I 基本的内容
2 正常乳房

Q04 年齢による乳房の変化について教えてください.

- 乳腺組織は,**月経周期**に伴い容量が増減する.
- **閉経後**は,乳腺組織が**膠原線維**や**脂肪組織**に置き換わっていく.
- **女性ホルモンの影響**を受け,**乳腺組織・膠原線維・脂肪組織の比率**が大きく変化する.この特徴を踏まえ,それぞれのモダリティに与える影響を理解し診断する.

▶ 年齢や女性ホルモンによる乳腺の変化

　思春期〜青年期にかけて乳管の伸長と分岐を繰り返し,小葉・細乳管の数が増加することにより,腺房組織の発育が大きく促進される.妊娠期や授乳期は特に発育が大きく促進されることから,乳腺濃度が高くなり,乳腺は大きく増大する.更年期障害に対するホルモン補充療法でも乳腺濃度が高くなるため,留意が必要である.閉経に向かうにつれ,徐々に小葉・細乳管が減少し,膠原線維の疎な小葉間間質が徐々に脂肪組織に置換され,乳腺組織が薄くなっていく.閉経後には,小葉が萎縮し乳管周囲の弾性線維が増加し,乳管や腺房は小型化・一部が消失して,膠原線維や脂肪組織に置き換わる.この発育・退縮の過程のドラマティカルな変化を理解しておくことは,乳癌の画像診断の上で重要な知識となる.

▶ マンモグラフィの乳腺濃度

　単純X線写真の濃淡は,**X線吸収値の差**で認識される.マンモグラフィ(MG)では,**吸収値の高い(高濃度の)乳管・線維組織は白〜淡灰色に,吸収値の低い(低濃度の)脂肪組織が黒〜濃灰色**に描出される.乳癌は吸収値が高く,白く描出されることから,低濃度(脂肪組織を主とした背景乳腺)の場合は乳癌を発見しやすく(図1-A),高濃度線維組織や乳管が多い背景乳腺の場合は,乳癌を発見しづらい(図2-A).

　思春期,性成熟期,更年期,老年期と女性のライフステージによる乳房の変化を理解し,個々人の乳腺濃度に合わせた検診が必要であることを周知していくことが望ましい.

A　MG像（MLO方向）　　B　超音波像

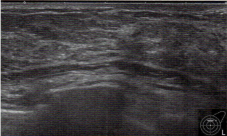

図1
80代，女性
脂肪性～散在性乳腺

A：脂肪性～散在性の背景乳腺の場合，腫瘤として白く描出される一般的な乳癌は，コントラストが強く，発見しやすい．
B：背景乳腺や脂肪組織が均一であり，病変をみつけやすい．一方，非浸潤性乳管癌（DCIS）や硬癌など，低エコー領域として描出される病変はみつけづらい．

A　MG像（MLO方向）　　B　超音波像

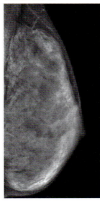
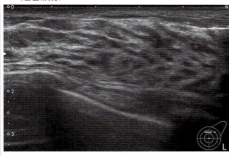

図2
40代，女性
不均一高濃度乳房

A：不均一高濃度の背景乳腺の場合，腫瘤として白く描出される一般的な乳癌は，背景とのコントラストが弱く，発見しにくい．
B：背景乳腺が斑状であり，病変をみつけづらい．

▶ **超音波画像所見**

　超音波像は**超音波の反射強弱の差**で描出され，**乳腺は白く**（ 図1-B ），**脂肪や水分の多い組織は黒く**映し出される（ 図2-B ）．女性ホルモンの影響でむくんだ線維組織が黒く映し出されることから，乳腺症では斑状の背景乳腺となり，斑の大きさにより小さな病変がみつけづらくなる．一方，大半が脂肪組織に置き換わった乳腺の場合，線維分が多く反射が弱い病変をみつけづらくなる．いずれにしても，後方エコー像などの副次所見で病変を同定していくなど，背景乳腺の超音波像に留意した臨機応変な対応が必要となる．

（田村 宜子）

I 基本的内容
2 正常乳房

Q05 超音波検査で**腫瘤（病変）**と間違いやすい**アーチファクト**などを教えてください．

A 乳房の超音波検査で，本来腫瘤ではないのに腫瘤と見間違う可能性があるものとしては，**1) fat island，2) 圧迫不足によるアーチファクト，3) Cooper靱帯によるアーチファクト，4) 肋軟骨，5) 豹紋状乳腺のバリエーション，6) 乳頭によるアーチファクト，7) 手術瘢痕部分**などが考えられる．

▶ 腫瘤と見間違う可能性があるアーチファクトなどの特徴

1) fat island（図1，動画1）：乳腺は三次元的に複雑な形状をしているので，皮下脂肪が乳腺内に入り込んでいる場合，スライスによっては入り込んだ脂肪が，あたかも乳腺内の腫瘤にみえることがある（図1-A；→）．この場合，丁寧に観察すると，腫瘤にみえる部分が乳腺周囲の皮下脂肪と連続していることが確認

A 超音波像（Bモード）
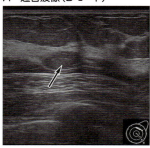

B 超音波像（Bモード）
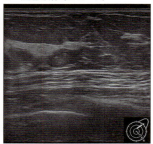

動画1 fat island

C 超音波像（カラードプラ）
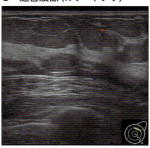

D 超音波像（エラストグラフィ）
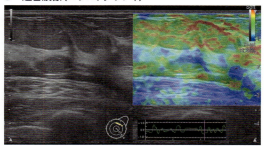

図1 fat island

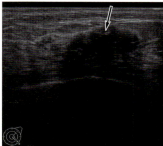
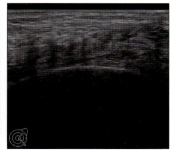

A 圧迫前の超音波像（Bモード）　　B 圧迫後の超音波像（Bモード）

図2 shadowing
乳腺内の低エコー（A；→）は圧迫を強くすると消失した（B）．

動画2 shadowing

できる（図1-B）．また，脂肪なので血流シグナルはなく，柔らかいことも特徴である（図1-C, D）．乳房超音波に慣れればあまり問題にはならないアーチファクトである．

2）圧迫不足によるアーチファクト（shadowing）（図2，動画2）：shadowingとは，石灰化や硬い組織が超音波の通過を妨げることで生じるアーチファクトで，背後にある組織が黒くみえる（エコーがないようにみえる）現象である．正常乳腺においても，間質成分がやや増加している場合などで乳腺にある程度の厚みがある場合，超音波が減衰して低エコー腫瘤もしくは乳腺内の低エコーとしてみえることがある（図2-A）．これが真の病変かどうかを確認するためには，圧迫を強くして乳腺の厚みを減らしてみる．アーチファクトであれば，みえていた低エコー部分は消失する（図2-B）．このアーチファクトは頻繁に遭遇するので，とても重要である．

3）Cooper靱帯によるアーチファクト：Cooper靱帯が"人"の字型になっている部分の直下では，超音波が屈折のため届かない部分ができて，より低エコーにみえる場合があり，あたかも小さな腫瘤のようにみえる（図3，動画3）．スライスを動かしたり圧迫したりすれば消えるので，アーチファクトだとわかる．

4）肋軟骨：初心者が腫瘤と間違いやすい代表的なものである（図4，動画4）．肋骨は大胸筋の下にあるので，解剖がわかっていればすぐに肋軟骨とわかる．肋軟骨が腫瘤としてみえるのは，縦方向のスライスのみである．なお，肋骨で腫瘤様にみえるのは軟骨部分のみであり，骨部分では超音波が表面ですべて反射されてしまうので腫瘤としてはみえない．

5）豹紋状乳腺のバリエーション：豹紋状の乳腺では，豹紋の状況により腫瘤と認識されてしまう可能性がある（図5-A, B）．カラードプラやエラストグラフィで異常がなければ，病変ではない可能性が高い（図5-C, D）．

超音波像（Bモード）

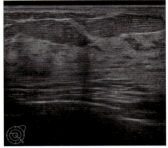

図3 Cooper靱帯

超音波像（Bモード）

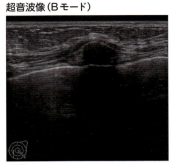

図4 肋軟骨

動画3
Cooper靱帯

動画4
肋軟骨

A 超音波像（Bモード）

B 超音波像（計測画像）

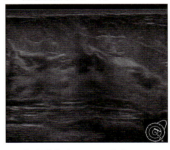
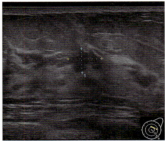

C 超音波像（カラードプラ）

D 超音波像（エラストグラフィ）

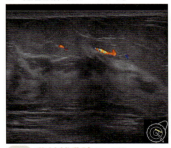
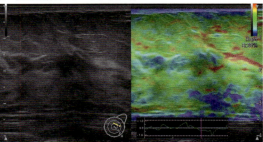

図5 豹紋状乳腺のバリエーション

A 超音波像（Bモード，乳頭直下）	B 超音波像（Bモード，乳頭斜めから）
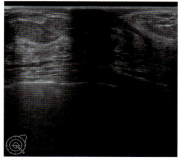	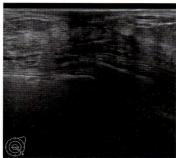

図6 乳頭によるアーチファクト

A 超音波像（Bモード）	B 超音波像（カラードプラ）
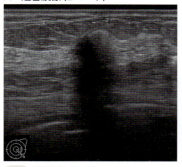	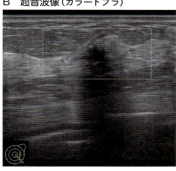

図7 手術瘢痕部分

6) 乳頭によるアーチファクト：乳頭部分ではshadowingが強く，乳頭直下に超音波が届かないため，図6-A のように真っ黒にみえる．場合によっては，腫瘤が存在するようにみえる場合もある．なお，乳頭で問題になるのは，本来乳頭直下に病変が存在する場合である．そのような病変もshadowingでみえなくなるからである．そのため，乳頭直下を観察する場合は，乳頭の近くの乳輪部分から斜めに超音波を入れて観察することが重要である（図6-B）．

7) 手術瘢痕部分：しばしば低エコーになるので，状況によって腫瘤のようにみえる場合がある（図7-A）．乳癌の部分切除後は乳癌が再発する可能性があるので，術後の経過観察は重要である．もしも異常があった場合は，再発なのか瘢痕なのかを区別する必要がある．この場合，役に立つのはカラードプラでの血流であり，瘢痕では血流シグナルを認めない（図7-B）．

（渡辺 隆紀）

I 基本的内容
2 正常乳房

Q06 腋窩リンパ節の見方のポイントを教えてください．

A
- **腋窩の解剖**を理解した上で，リンパ節を検索する．
- **腫大**や**形態の変化**に注目する．

▶腋窩の解剖とリンパ節の構造

腋窩リンパ節の情報は良悪性の鑑別の他，乳癌のステージングや術式決定に重要となるため，腋窩の解剖とリンパ節の構造を理解しておきたい．

腋窩の解剖：乳腺の領域リンパ節は，腋窩，内胸，鎖骨上からなり，腋窩は **levelⅠ（小胸筋外側縁より外側），levelⅡ［小胸筋背側および胸筋間 (Rotter)］，levelⅢ（小胸筋内側縁より内側）** に分類される（**図1**）[1]．

リンパ節の構造とリンパ流：リンパ節の実質は皮質，傍皮質，髄質に分けられる．リンパ節の辺縁に存在する輸入リンパ管から流入したリンパは，被膜下洞から髄洞を経て，リンパ門から輸出リンパ管へ流出する（**図2**）[2]．そのため，リンパ節転移の始まりでは，リンパ節皮質の肥厚がみられることがある．

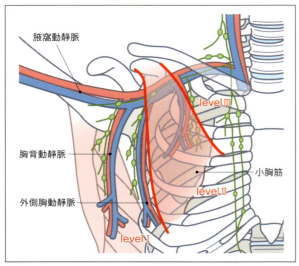

図1 乳腺の領域リンパ節とレベル区分

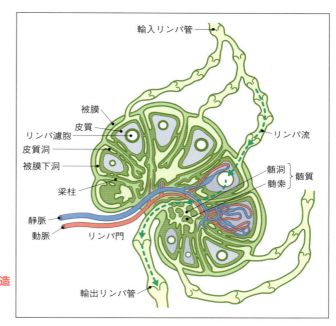

図2 リンパ節の構造とリンパ流(-- →)
(文献2)を参考に作成)

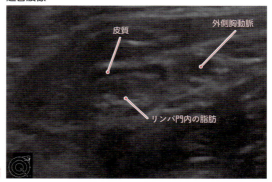

図3 正常リンパ節

正常リンパ節:楕円形または分葉形で境界明瞭,比較的小さく,リンパ節の短径/長径比も小さく扁平なことが多い[2].リンパ節の辺縁は皮質を反映した低エコーが薄く均一であり,内部は,リンパ門内の脂肪組織を反映した高エコーが認められる(**図3**).大胸筋外側縁近傍や外側胸血管の近傍にあるリンパ節は,センチネルリンパ節の可能性があるため,注意して観察する.

超音波像

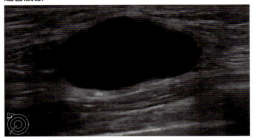

図4 60代，女性　均一な低エコーを示す転移性リンパ節腫大

中心部の高エコー像の消失により，内部は均一な低エコーを示している．

超音波像

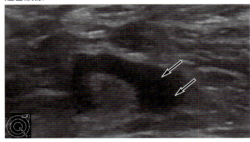

図5 60代，女性　リンパ節皮質の肥大を伴う転移性リンパ節腫大

リンパ節皮質に偏在性の限局した肥厚を認め（→），細胞診で転移が確認された．

転移性リンパ節腫大：考えられる所見には，増大，形態の変化がある．短径/長径比が大きい，中心部の高エコー像の消失により内部は均一な低エコーを示す腫大（図4），偏在性・限局性のリンパ節皮質の肥厚（3mm以上）を伴う腫大（図5）などがある．節外浸潤を伴う場合には，リンパ節の境界は明瞭粗ぞうまたは不明瞭となる[2]．

反応性リンパ節腫大：腫大しているものの，転移性リンパ節腫大のような所見を呈さず，正常リンパ節と同様の構造を保っていれば，反応性リンパ節を考える．

▶ リンパ節腫大の鑑別

以下にリンパ節腫大を来す疾患を示す．

悪性：乳癌の転移，悪性リンパ腫，他領域の悪性腫瘍からの転移など．

良性：自己免疫疾患（膠原病，アトピー性皮膚炎など），感染症・リンパ節炎，生検や手術後の変化など．

基礎疾患，内服歴，生活歴などを考慮する．両側性の反応性腫大では，全身性疾患や感染症の可能性がある[2]．

参考文献 　1）日本乳癌学会（編）；乳癌取扱い規約，第18版．金原出版，p.8, 2018.
　　　　　　2）日本乳腺甲状腺超音波医学会（編）；乳房超音波診断ガイドライン，改訂第4版．南江堂，p.113, p.116-118, p.120, 2020.

（寺田　かおり）

I 基本的内容
2 正常乳房

Q07 鎖骨上・内胸リンパ節（胸骨傍リンパ節）の見方のポイントを教えてください．

- **鎖骨上リンパ節**：鎖骨上窩に潜り込ませ，鎖骨の裏側近傍を中心に，鎖骨下静脈より頭側で内頸静脈外側縁から前斜角筋の間，胸鎖乳突筋より外側後頸三角部をよく観察する．
- **内胸リンパ節**：第1～第3肋間を中心に，内胸動静脈の近傍を縦断像＋横断像でよく観察する．

▶鎖骨上リンパ節の検査法[1]

鎖骨上リンパ節（supraclavicular lymph node；Sc）は，**肩甲舌骨筋下腹，胸鎖乳突筋後縁，鎖骨上窩で囲まれた三角形の領域にあるリンパ節**である（図1）．被検者の体位は背臥位，両上肢を下垂させた状態で走査を行う（動画1）．顔を反対側に向ける，顎を上げる，枕を外すことで，鎖骨上窩を広くみやすくなるよう工夫する．

観察範囲は，鎖骨下静脈より頭側で内頸静脈外側縁から前斜角筋の間，胸鎖乳突筋より外側後頸三角部をくまなく観察する．

転移のある鎖骨上リンパ節の症例（図2），正常例（図3）を示す．

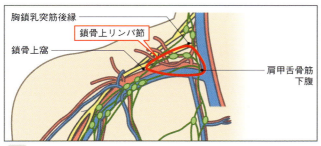

図1 鎖骨上リンパ節

▶動画1

動画1 鎖骨上リンパ節の走査画面

超音波像

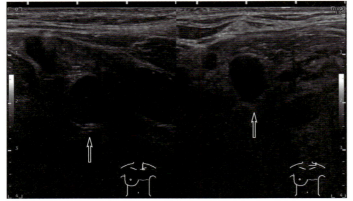

図2 鎖骨上リンパ節転移（→）

超音波像

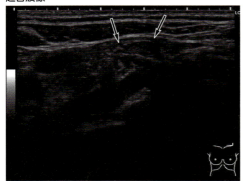

図3 正常鎖骨上リンパ節（→）

▶内胸リンパ節の検査法

内胸リンパ節（internal mammary lymph node；lm）[2]は，『乳癌取扱い規約，第17版』[3]以前は，胸骨傍リンパ節（parasternal lymph node；Ps）と呼ばれていた．**胸骨傍の内胸動静脈に沿ったリンパ節で，前面は内胸筋膜，後面は胸内筋膜と壁側胸膜に覆われた脂肪織内に存在する**．被検者の体位は背臥位，両上肢を下垂させた状態で走査を行う．肋間を内胸動静脈に沿って走査する（動画2）．リンパ節は内胸静脈より内側，内胸動静脈の間，内胸動脈の外側に存在する．転移リ

▶動画2

動画2 内胸リンパ節の走査画面

ンパ節は第1～第3肋間に多いとされており，また，乳癌がＡＢ区域に存在する場合に，内胸リンパ節転移が多いとされている．

内胸静脈が最内側，その外側に内胸動脈という位置関係（図4）を把握することが重要である．

転移のある内胸リンパ節の症例（図5），正常例（図6）を示す．

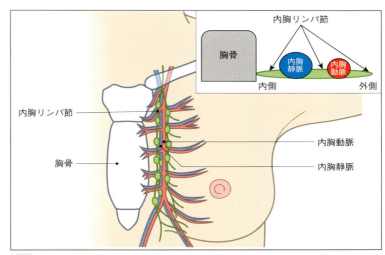

図4 内胸動静脈と，内胸リンパ節，胸骨の位置関係（右上図：左側内胸リンパ節における横断面）

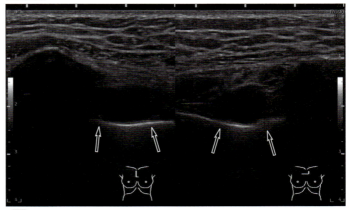

図5 内胸リンパ節転移（左第3肋間）（→）

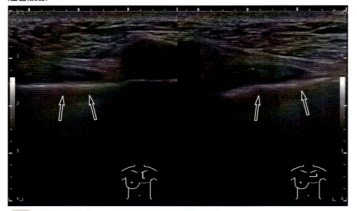

図6 正常内胸リンパ節（左第2肋間）（→）

▶ 乳房内のリンパ流

　リンパ節転移の検索を行う上で，リンパ流について知っておく必要がある．乳房内のリンパ管は，**①浅在性（皮膚）リンパ系，②乳輪部リンパ系，③深部（乳腺）リンパ系**に分類される．①，②のリンパ管は豊富で，③は少ないとされている．それぞれ網目状に発達・相互交通し，腋窩リンパ節に75％，内胸リンパ節に25％へ注入する[4]．また，腫瘍の深さによりリンパ流が異なることが知られている[4]．浅層のリンパ流は皮下，乳輪下からのリンパ流と同様に，浅層リンパ管から腋窩リンパ節へ流れる．また，深層のリンパ流は深層リンパ管から内胸リンパ節，胸筋間リンパ節および乳房内リンパ節へ流れる（**図7**）[5]．

▶ リンパ節転移の所見

　リンパ節の転移を疑う所見には，**偏在性・限局性リンパ節皮質の肥厚，リンパ門の消失，類円形腫大，皮質エコーレベルの変化，リンパ門内脂肪高エコー像の圧排**など[1]がある．アトピーやリウマチ，膠原病疾患があると，両側性にリンパ節が腫大することがある．また，生検，術後，新型コロナワクチン接種後の反応性変化によってリンパ節が腫大することもある．鎖骨上リンパ節では反応性腫大が多く，転移性リンパ節との鑑別が必要である．

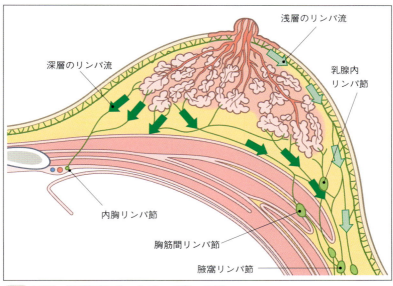

図7 乳房の横断面よりみたリンパ節の走行
(文献5)を参考に作成)

○ ○ ○ ○ ○ ○ Memo ○ ○ ○ ○ ○ ○

▶ リンパ節転移（N因子）と病期（Stage）

- 鎖骨上リンパ節転移があると臨床N因子はN3cになり，臨床病期分類はStage ⅢCとなる．
- 内胸リンパ節転移があるとN2b以上になり，他との組み合わせによりStageⅢA～ⅢCとなる[2]．

参考文献
1) 日本乳腺甲状腺超音波医学会（編）；乳房超音波ガイドライン改訂，第4版．南江堂，p.113-121, 2020.
2) 日本乳癌学会（編）；臨床・病理 乳癌取扱い規約，第18版．金原出版，p.7-10, 2018.
3) 日本乳癌学会（編）；臨床・病理 乳癌取扱い規約，第17版．金原出版，p.7, 8, 2012.
4) 日本乳癌学会（編）；乳腺腫瘍学，第4版．金原出版，p.19-21, 2022.
5) Tanis PJ, et al: Anatomy and physiology of lymphatic drainage of the breast from the perspective of sentinel node biopsy. J Am Coll Surg 192: 399-409, 2001.

（渡辺 恵美）

I 基本的内容
2 正常乳房

Q08 乳房内リンパ節はどのようにみえますか？

A 乳房内リンパ節は，①**乳房の上外側部に多く存在**し，②**超音波検査において空豆形，円形，腎臓形を呈する**ことが多く，③**近傍に血管の走行**を認めることも診断に役立つ．④**CTやMRIで偶発腫瘤として描出**されることもある．

▶ 乳房内リンパ節の画像診断

　乳房内リンパ節は，正常リンパ節と同様の超音波像を示す[1]．乳房内リンパ節は約30％に認められ[2]，乳房内であればどの領域にも存在する可能性があるが，特に腋窩に近い上外側部に多いとされ，通常は3〜10mm程度の大きさであり，空豆形（図1），円形（図2），腎臓形を呈する[1]．近傍に血管（多くは外側胸血管）の走行を認める[1]ことも，診断に役立つ（図3）．リンパ節門への脂肪沈着を検出できれば診断できる．

　乳房内リンパ節・腫瘤のカテゴリー分類： 超音波検査において，正常サイズと判断すればカテゴリー1，腫大していると判断すればカテゴリー2と判定する．マンモグラフィ（MG）検査においては，リンパ節と判断できればカテゴリー1で，

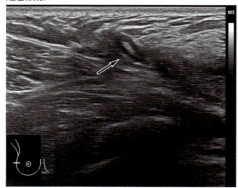

図1 40代，女性　乳房内リンパ節（空豆形）
造影CT（非提示）で偶発的に描出され，セカンドルック超音波検査において，右乳房CD境界に空豆形の乳房内リンパ節（→）を同定した．MG像（非提示）では，正常乳腺との重なりで描出されなかった．

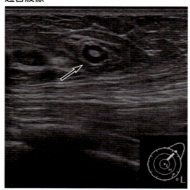

図2 60代，女性　乳房内リンパ節（円形）
左乳房C区域に円形の乳房内リンパ節を認める（→）．

リンパ節と判定できなければ腫瘍としてカテゴリー分類すればよい．脂肪性の乳房であれば検出可能であるが，高濃度乳房の時は検出が難しいことがある．**造影MRIやCT検査において偶発腫瘍として描出されることがある**（図4）．比較的稀ではあるが，乳房内リンパ節に転移を来すこともある（図5）．

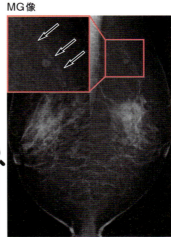

MG像

図3 60代，女性 乳房内リンパ節

左乳房U領域に円形の境界明瞭な腫瘤を認め，その近傍には血管の走行（→）が確認できる．MG上は，カテゴリー1の判定である．

図3拡大

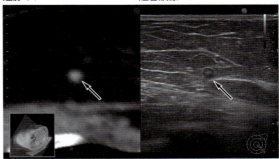

造影CT　　　　超音波像

図4 60代，女性 超音波フュージョン技術による乳房内リンパ節の同定

小さな偶発病変の同定については，超音波フュージョン技術が有用である．本症例では，造影CTと超音波像のフュージョンを行い，左乳房C区域に5mmの円形の乳房内リンパ節を同定した（→）．

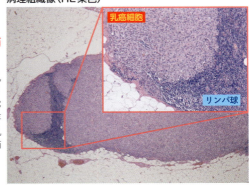

病理組織像（HE染色）

乳癌細胞

リンパ球

図5 40代，女性 乳房内リンパ節転移

右乳房B区域の浸潤性乳癌に対し，乳房温存術を施行．病巣近傍に乳房内リンパ節を認めた．乳房内リンパ節はC区域に多いが，本症例ではB区域に存在し，なおかつリンパ球を圧排する乳癌細胞の増殖を認め，乳房内リンパ節転移の病理組織診断となった．
（千葉大学医学部附属病院病理診断科 池田純一郎先生，鍵谷桜子先生のご厚意による）

参考文献 1) 日本乳腺甲状腺超音波医学会（編）；乳房超音波診断ガイドライン，改訂第4版．南江堂，2020．
2) Rosen PP: Pathology of axillary and intramammary lymph node. In Rosen's breast pathology. Lippincott-Raven, Philadelphia, p.812-813, 1997.

（榊原 淳太）

3 乳房超音波

I 基本的内容

Q09 乳房超音波検査で使用する装置について教えてください.

- 乳房超音波検査に適したプリセットや，画質調整が使用可能な**フルデジタル装置**を用いる．
- 精密検査では，**ミドルレンジモデル以上**（できれば，ハイエンドモデル）を使用する．
- 周波数帯域に12MHzが含まれた**高周波リニアプローブ**で，**乳房用**のものを用いる．

▶超音波の原理

超音波とは，聞くことを目的としない音（周波数20kHz以上）と定義され，**医用超音波においては主に1～30MHzが用いられる**．この超音波の反射（エコー）を利用して断層画像を得る検査を，超音波検査やエコー検査という．音の伝わるスピード（音速）は伝わる物質によって一定であり，音波が反射して戻ってくるまでの時間を知ることで，反射点までの距離がわかる．その反射の度合いは，反射する境界での音響インピーダンス（物質の密度と音速の積で表される）の差に比例し，**反射が強いと高エコーに，反射が弱いと低エコーに表示される**．音響インピーダンスは，生体軟部組織と比べて，空気では極端に小さく，骨では極端に大きいため，肺や消化管内の気体，骨では，その境界面で超音波がほとんど反射する．

超音波が吸収・散乱・拡散によって次第に弱くなっていくことを"減衰"という．減衰の度合いは距離と周波数に依存し，周波数を高くすることで，より高分解能の画像が得られる反面，減衰の影響をより強く受ける．

▶超音波装置とプローブの種類

超音波装置は，超音波信号を送受信するプローブ，その信号を処理・画像化する頭脳となる制御部，その操作を行う操作部，これらの信号から得られた画像を表示するモニタなどで構成されている（**図1**）．プローブは走査法によって，リニアプローブ，コンベックスプローブ，セクタプローブなどがあり（**図2**），乳房を含む表在臓器ではリニアプローブが用いられる．前述のように，超音波は周波

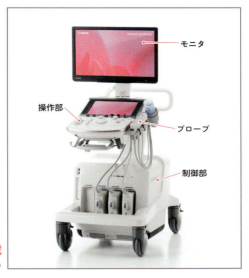

図1 超音波装置の構成
(提供：キヤノンメディカルシステムズ(株))

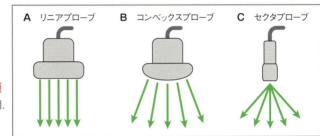

図2 プローブの種類
A：主に体表臓器で使用．
B：主に腹部で使用．
C：主に心臓で使用．

数が高くなると減衰の度合いが大きくなる反面，高解像度の画像が得られることから，通常，乳房超音波検査では高周波リニアプローブを使用する．高周波リニアプローブには，乳房用と血管用があり，血管用は乳房用に比べて周波数帯が低めに設定されているため，血管用ではなく乳房用の高周波リニアプローブを使用する必要がある．

　超音波装置は，ハイエンドモデル，ミドルレンジモデル，ローエンドモデルに大別される．高周波リニアプローブでは特に装置の性能による画質の差が大きいため，乳房の精密検査においては，少なくともミドルレンジ以上，できればハイエンドモデルを使用することが望ましい．

(三塚 幸夫)

I 基本的内容
3 乳房超音波

Q10 乳房超音波検査時の流れを教えてください.

A
- 検査室は必要以上に暗くしない.
- 被検者とコミュニケーションをとる.
- 乳房の伸展と走査スペースの確保.

▶検査前

1) 準備する物品
- 超音波診断装置（体表臓器用プローブ）
- ベッド, 椅子
- タオル, ウエットティッシュ

など

2) 部屋の明るさ
適切な照度は300 luxとされている[1]. これは家庭で料理や洗濯などの作業に必要な明るさである. **検査室は視認性が担保できる明るさにし, 必要以上に暗くしない.**

3) モニタ周囲環境
光源がモニタ画面に映り込まないように, 位置を調整する.
光源やその反射が直接視野に入らないようにする.

▶検査中（表1）

1) 被検者とのコミュニケーション
検査とはいえ, 乳房やわきを出すことに羞恥心を感じる方は少なくない.

また, 検査時にも, 乳房の視触診を行うことや, 検査に必要な情報を直接被検者に聞くこともある. タオルをかけるなどの配慮をした上で, **丁寧なコミュニケーションをとり, 検査への協力が得られるよう心がける**.

2) 体位
基本的には仰臥位で検査を行う. 大きな乳房や下垂している乳房の場合, 乳頭が真上にくるよう斜位に変えることもある.

乳房全体が均等に広がるように, 必要に応じて体位を工夫する.

3) 上肢の位置
挙上してもらうと, 乳房が伸展し観察しやすくなるとともに, 外側の走査スペースが確保しやすい. 肩の痛みなどで挙上が難しい方には, 腕を90°くらい横に伸ばしてもらったり, おでこの辺りに手を置いてもらうなどの配慮をする（図1）. さらに, タオルやクッションを使用して肩の高さを調整し, 挙上した

際の支えとなるようにして負担軽減を図る．

4）装置を扱う上での注意点
　検査終了時には，プローブについたゼリーを柔らかい布で拭き取り，フリーズ状態にする．定期的に精度管理を行う．

表1　検査時の流れ（例）

1. 被検者呼び入れ
2. 本人確認
3. 上半身の衣服を脱いでもらう
4. ベッドに仰臥位で寝てもらう
5. タオルなどで，検査をしない側の乳房やわきが隠れるようにする
6. 検査部位に検査用ゼリーを塗り，プローブをあて検査を行う
7. 検査終了後，被検者についたゼリーを拭き取る，もしくは拭き取り用のウエットティッシュなどを渡す
8. 被検者退室
9. プローブについたゼリーを拭き取る
10. 超音波所見記入

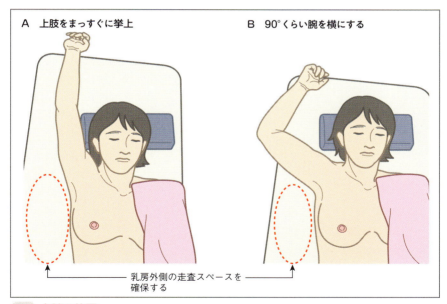

図1　上肢の位置
A，B：上肢を挙上させることで，乳房の伸展と走査スペースの確保をする．

参考文献 1）日本超音波医学会，機器及び安全に関する委員会：超音波検査者が安全・快適で健康的に働くための提言．p.18, 2014. available at: https://www.jsum.or.jp/committee/uesc/pdf/anzen_web.pdf

（前田　奈緒子）

I 基本的内容
3 乳房超音波

Q11 病変を見落としなくスキャンするコツを教えてください．

A
- 乳房の超音波検査では，①長時間の検査のために疲労を避ける姿勢，②ブレの少ない安定した画像を得る技術，③集中力を欠かさないスキャンが，見落としを少なくする．

▶ プローブの持ち方・当て方

疲労を避けるための検査の構え：まず，コードを首にかけてプローブの重さを軽減し，手首をリラックスさせる．次に，前腕を被検者に預け，肩に負担のかからない姿勢をとる．手を被検者から離したまま長時間の検査を行うと，検査者にとって負担が大きくなり，被検者もプローブで押さえつけられ，苦痛を感じることがある（動画1）．

安定したプローブの持ち方：フリーズする際の手ブレは画質の低下を招く．この手ブレを防ぐためには，**プローブを底辺，小指球を頂点とした三角形で固定し，プローブは第1～3指で把持し，第4指と第5指を外側に出して安定させる**（図1）．

当て方：皮膚の音速は1550m/sに対して脂肪は1450m/sと遅いため[1]，超音波を斜めに入射させるとビームが広がり，スライス方向の分解能が低下する．**常にビームが皮膚に垂直に入射するように心がける**（図2）．

検査時のプローブの圧：乳房内の画質は圧によって大きく変化する（図3）．

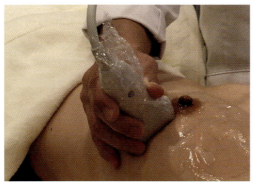

▶ 動画1

動画1 プローブの当て方

図1 プローブの把持の仕方
プローブの下部を把持し，安定させる．

Cooper靱帯および乳腺の超音波速度は脂肪組織内より速いため，その面の入射角度が高くなるほど音は屈折し，臨界角を超えると，それより深部には超音波は到達しない．そのため，走査時には**Cooper靱帯や乳腺の表面の角度を，プローブ面と平行な面に近づけるようにする**[2]．

A　超音波像（斜めに入射）

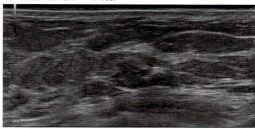

B　超音波像（皮膚に直角に入射）

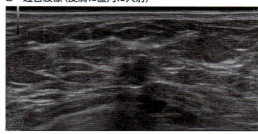

図2　超音波ビームは皮膚に直角に入射する

A，B：斜めに入射した画像（A）より皮膚に直角に入射した画像（B）で，画質の改善がみられる．

A　超音波像（圧迫が弱い）

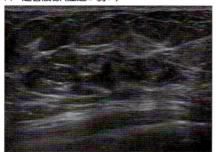

B　超音波像（適度に加圧）

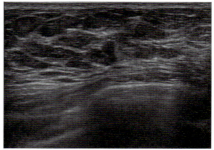

図3　超音波ビームは適度に加圧する

A，B：圧が弱いと鮮明度が不良（A）だが，適度に加圧することにより鮮明化する（B）．

▶ スキャンの仕方

スクリーニングは，集中力を持続できる手技で行うことを勧める．注意力が散漫にならないように，スキャン部位を区切って行うのがよい（ 動画2 ）．一方で，四分円分割は，スキャン面の重なりが多く煩雑となり，かえって集中力を失う原因となる．日本超音波医学会と日本乳腺甲状腺超音波医学会が推奨する2分割法を勧める[2]．

動画2 スキャンの仕方

①上下に乳房を2分割し，まず上部の最内側から横断像で縦操作を行い，順次外側へと移行し，最後に腋窩乳腺に達する．
②腋窩乳腺の最上端でプローブを90°回転させ，縦断像に変換し，左右に横操作しつつ尾側へと移行する．
③乳頭のレベルに到達したら，上部の乳房の走査が終了したことを意識し，その縦断像のまま下部の乳房の走査へと移行する．
④乳房の下部外側端に到達したならば，プローブを90°回転させて横断面での縦操作へと移行し，内側下部まで走査する．

縦断像での操作では，肘をピボットにして扇状に回転させるのがコツである．また，病変部を検出した場合は，その場で必要な画像を撮影する．すべてをスキャンした後にまとめて撮影するのは，時間のロスになるだけでなく，病変を見逃す可能性がある．

Memo

▶ 検査時のモニタ位置

- 超音波の検査者には，頸腕症候群を来す者も少なくない．これを予防するために，モニタの位置に心がける．決して，上を向く姿勢で検査を行ってはならない．モニタの上縁が，目の高さになるように設定する．

参考文献
1) Malik B, et al: Objective breast tissue image classification using Quantitative Transmission ultrasound tomography. Sci Rep 6: 38857, 2016.
2) 木村芙英：乳房解剖・操作法．畠 二郎（編）；日本超音波医学会第23回教育セッション冊子．日本超音波医学会教育委員会，p.51-53, 2024.

（植野 映）

I 基本的内容
3 乳房超音波

Q12 乳房超音波の画質設定のポイントを教えてください．

- 美しい画質を得るためには，①**コントラストを司るダイナミックレンジ**，②**明るさを司るゲイン**，③**焦点に関連する速度**，これらの設定が重要である．

▶乳房超音波の画質設定のポイント

倍率の調整：日本人の乳房の厚さは，多くは30mm以内に収まる[1]．**初期の深達度は35mm前後に設定**し，被検者の乳房の大きさに合わせて深達度を調整する（図1）．

STC/TGCの調整：**超音波は組織内で減衰し，深部からのエコーは弱くなる**．それを補償するためにSTC（sensitivity time control, 日本）/TGC（time gain compensation, 米国）の機構がある．脂肪組織の減衰係数は110dB/m/MHzであるが，乳腺のそれは50dB/m/MHzと半分になっている[2]．脂肪組織が多い場合には，深部のSTCを上げる必要がある（図2-C）．

ダイナミックレンジの調整：ステレオのアンプという言葉は，対数増幅機（logarithmic amplifier）を意味し，音を対数的に大きくして階調度をもたせている．超音波では，音圧を対数的に増幅して幅をもたせたのがダイナミックレンジ（dynamic range；DR）である．超音波装置での最高値はおよそ90dB

A 超音波像（深度：37.5mm） B 超音波像（深度：22.5mm）

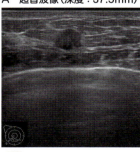
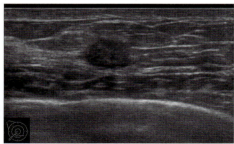

図1 **50代，女性　浸潤性乳管癌**
5.9×7.7mm.
A：標準は深度35mm前後で走査する．
B：病変を検出した際には，深度を20mm前後にして観察する．

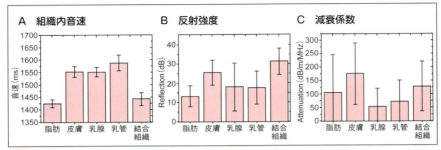

図2 超音波CTによる組織特性
超音波の透過波を利用した超音波CTでは,*in vivo*で組織内の音速,減衰係数が求められる.
(文献2)より一部改変して転載)

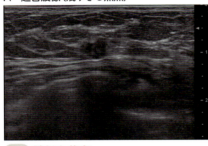
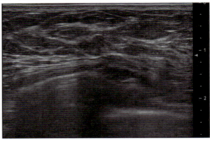

図3 適切な焦点
より鮮明にするには,オートフォーカスをオフにして焦点を合わせる.

程度であり,**通常は60〜70dBで使用され,コントラストをつけたい時には60dB以下に下げる**.この調整方法はオーストラリアのGeorge Kossoffが考案し,grey scale echographyと名づけた.
　フォーカス(焦点)の調整:超音波のビームは焦点に向かって徐々に収束し,焦点を過ぎると急速に拡散する.したがって,**焦点は関心領域の後部1/3に合わせる**(図3).
　ゲインの調整:乳房の階調度をみながら明るさ(ゲイン)を調整する.通常は乳房の全体像に合わせるが,腫瘤の内部を観察したい時にはゲインを上げる.
　速度の調整:最後に仮想超音波速度を設定する.超音波装置は,各対象組織の超音波速度に合わせて事前に仮想速度が設定されている.しかしながら,乳房は年齢,各個人によって,乳腺組織(1550m/s)と脂肪組織(1450m/s)との割合が異なる(図2-A)[2].**脂肪組織が多くなれば速度は遅くなり,乳腺組織が多いと**

A 超音波像	B 超音波像
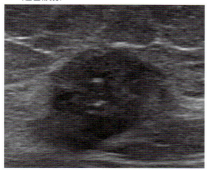	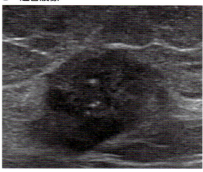

図4 石灰化を利用した焦点合わせ
A：腫瘤内に微細石灰化を認める．点状高エコーが横長となっている．
B：仮想速度を下げることにより点状高エコーに焦点が合わさり，スポットが小さくなっている．

速度は速くなる．その割合に合わせて細かく調整するのが，美しい画像を描出するためのコツである．

微細石灰化巣は，最適な仮想超音波速度を設定するのによい対象物である．徐々に仮想速度を下げていくと，微細石灰化によるエコーは収縮する．最も小さくなるところが最適な仮想速度である（**図4**）．

スクリーニングでは深達度を深めに設定し，小さめの画像で観察する．異常を検出した場合には，拡大して細かく観察する．

Memo

▶ **媒質や温度による音速の違い**
- 水中内では温度が上昇するにつれて音速が速くなるのに対し，脂肪組織では温度が上がるにつれて音速は低下する．これは脂肪組織が特殊なのではなく，鉄など固形物は温度上昇とともに音速は低下する．水が特殊なのである．

参考文献
1) 植野 映：超音波解剖．リアルタイム乳房超音波診断．南江堂，p.25-36, 1991.
2) Malik B, et al: Objective breast tissue image classification using quantitative transmission ultrasound tomography. Sci Rep 6: 38857, 2016.

（植野 映）

I 基本的内容
3 乳房超音波

Q13 エラストグラフィの使い方を教えてください．

A

- エラストグラフィは，組織の**硬さ**を評価する手法である．
- Ｂモード，フローイメージングと合わせ，良悪性診断を行う．
- 検査手技としては，**プローブで病変を押し付けない**ことが最も重要である．

▶エラストグラフィ検査手技のコツ

　乳腺領域で一般に用いられているストレインエラストグラフィは，プローブで加えた圧によって生じる組織の"**相対的ひずみ分布**"を画像化したものである[1]．加える圧が強すぎると正しいひずみ分布図が得られないため，プローブで乳房を変形させない程度の圧を加えて撮像すべきである．**描出断面がずれないよう，プローブの下端を第1～3指で軽く把持し，第4，5指を被検者の皮膚につけて固定したまま，垂直に浮かせる**と比較的容易に撮像できる（図1，動画1）．適正に撮像された画像は，皮下脂肪が緑と赤の横縞状に，大胸筋が青く描出されていることが特徴である．判断に迷った際には，プローブを浮かせてみるとよい（図2，動画2）．

▶エラストグラフィの臨床応用

　乳腺領域における診断基準として，「つくば弾性スコア」が広く用いられている[2]．これは，Ｂモードにおける低エコー域を基準とし，エラストグラフィにおける硬い（ひずみの低下した）領域の範囲により，5段階に分類したものである（表1）[2]．**スコア判定の注意点としては，"青の中に少し緑が入る＝スコア4"を"緑の中に少し青が入る＝スコア2"と混同しないことである**．

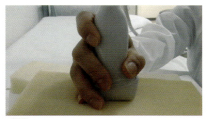

図1 エラストグラフィ検査におけるプローブ操作

▶ 動画1

動画1 エラストグラフィ検査におけるプローブ操作の実際

実臨床では"硬さ"だけで良悪性診断を行うことはなく，基本となるBモード所見にフローイメージングによる"血流"，およびエラストグラフィによる"硬さ"情報を加え，総合的に診断を行っている．硬さ情報を診断にどう反映させるのかは，Bモードで想定される鑑別診断によって異なる．

　Bモードで"腫瘤"を呈し，スコア1，2（柔らかい）ものは線維腺腫（図3）などの良性病変の可能性が高く，スコア4，5（硬い）ものは乳癌（図4）の可能性が高い．良性疾患のふるい落とし，および乳癌の拾い上げに役立つ．

　Bモードで"非腫瘤性病変"を呈し，スコア4，5（硬い）ものは非浸潤性乳管癌や浸潤性小葉癌などの可能性が高く，針生検を考慮すべきであるが，柔らかくても血流豊富な非腫瘤性病変は非浸潤性乳管癌の可能性が高く，針生検を行うべきと考える（図5）．

A　超音波像（エラストグラフィ）

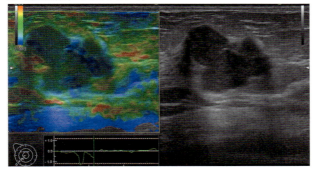

動画2　圧の違いによるエラストグラフィ像の変化

B　超音波像（エラストグラフィ）

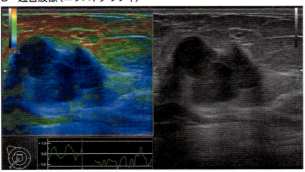

図2　60代，女性　浸潤性乳管癌
A，B：強く圧迫すると病変は柔らかく（緑）描出され，偽陰性となるが（A），圧を軽くすると硬く（青）描出される（B）．

表1 乳腺領域のつくば弾性スコア[2)]

弾性スコア	定義	模式図	典型例
スコア1	低エコー域全体にひずみ		
スコア2	低エコー域の一部にひずみなし		
スコア3	低エコー域の辺縁部にのみひずみ		
スコア4	低エコー域全体にひずみなし		
スコア5	低エコー域とその周囲にまでひずみなし		

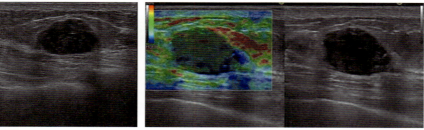

A 超音波像（Bモード）　B 超音波像（エラストグラフィ）

図3 70代，女性　線維腺腫

A，B：Bモード（A）では境界明瞭な腫瘤，年齢と縦横比（D/W比）を考慮すると悪性を否定できないが，エラストグラフィ（B）でスコア1であり，良性と判断できる．

A 超音波像（Bモード）　　B 超音波像（エラストグラフィ）

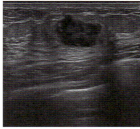 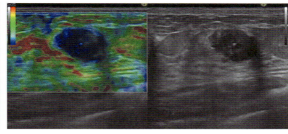

図4 30代，女性　浸潤性乳管癌

A，B：Bモード（**A**）では境界が比較的明瞭な多角形腫瘤，エラストグラフィ（**B**）でスコア4であり，悪性寄りに考える．

A 超音波像（Bモード）　　B 超音波像（カラードプラ）

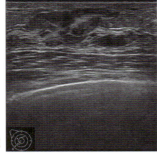 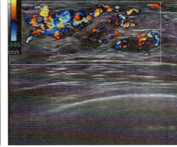

図5 40代，女性 非浸潤性乳管癌

C 超音波像（エラストグラフィ）

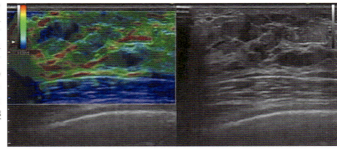

A～C：Bモード（**A**）では地図状低エコー域，カラードプラ（**B**）では低エコー域に一致して豊富な血流を認める．エラストグラフィ（**C**）ではスコア2であるが，非浸潤性乳管癌を強く疑う．

参考文献 1) 日本乳腺甲状腺超音波医学会（編）；乳房超音波診断ガイドライン，改訂第4版．南江堂，p.163-183，2020．
2) Itoh A, et al: Breast disease: clinical application of US elastography for diagnosis. Radiology 239: 341-350, 2006.

（伊藤 吾子）

Ⅰ 基本的内容
3 乳房超音波

Q14 フローイメージング，カラードプラの使い方を教えてください．

A
- ドプラ法の原理を理解し，装置の設定と操作法を修得する．
- 乳癌，線維腺腫，乳管内乳頭腫など，代表的な乳腺腫瘍に特徴的な血流の病理とドプラ像を理解する．
- バスキュラリティ（血管分布）の多寡と血流形態を評価して，診断能の向上を目指す．

▶ カラードプラ法の原理と装置の設定・操作法

　カラードプラ像は**ドプラ効果を原理とし，パルスドプラ法を元に血流の速度，方向，分散をカラーマッピングとして，Bモード像に重ねて表示したもの**である．まずは適正なBモード像を得ることが基本である．装置の設定は，**カラー表示エリア（region of interest；ROI），速度レンジ，カラーゲイン**の順に調整する[1]．具体的には，以下の操作を行う．

① ROIは観察病変よりもひと回り大きく設定する．
② 速度レンジの初期設定は3〜5cm/sと低めに設定し，流速に合わせて適宜調整する．
③ カラーゲインはいったん上げて，システムノイズが鎮まるまで下げていく．
④ 血流の特徴をとらえた静止画像を記録する（図1）．動画像を記録できれば，なおよい．

超音波像（カラードプラ）

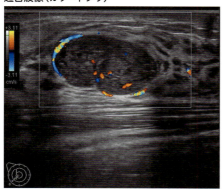

図1 30代，女性　乳腺線維腺腫
境界明瞭平滑な分葉状腫瘤と，特徴的な境界に沿った血流が撮像されている．

▶ 代表的な乳腺腫瘍の血流の病理とカラードプラ像

浸潤癌では，新生血管が増生して血流量が増加している．その新生血管は無秩序に増生し，弾性線維を欠くため，そのカラードプラ像は**屈曲蛇行・広狭不整**を伴い，**先鋭な血流速波形**を示す（図2）．

良性腫瘍の代表である**線維腺腫**の血管は正常の組織構築を保っており，分布も均一である．膨張性発育を示す腫瘍に圧迫されて，カラードプラ像では**境界部に沿う血流や均一な内部血流**を呈し，**血流速波形はなだらか**である（図3）．

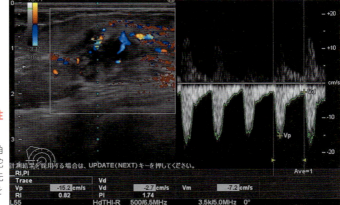

図2 50代，女性 浸潤性乳管癌
不整形腫瘤に鋭角に貫入する屈曲蛇行した血流と，先鋭な血流速波形を認める．

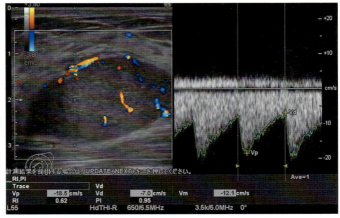

図3 20代，女性 乳腺線維腺腫
境界部に沿う血流と均一な内部血流を認め，血流速波形はなだらかである．

乳頭状病変は，線維血管間質を軸として上皮細胞が増生する組織像により特徴づけられる．乳管内乳頭腫では，線維血管間質に一致して明瞭な1本の流入血流が観察される（図4）．

▶ Bモード＋カラードプラ法による乳房超音波診断

　JABTS BC-04（乳房腫瘤の超音波診断におけるカラードプラ法判定基準作成およびその有用性に関する多施設研究）において，**バスキュラリティ豊富，鋭角に貫入する血流，周辺の血流増加が，乳癌の特徴的な所見**であることが示された．一方，**線維腺腫の境界に沿った血流や乳管内乳頭腫の1本の流入血流は，良性を示唆する所見**であり，若年者では良性でも血流が豊富であることも明らかとなった[2]．バスキュラリティと特徴的な血流形態をBモード像に追加することで，特異度の向上が期待できる[3]．すなわち，カラードプラを追加することで良性であると確信し，無用の針生検や経過観察を回避できる．良悪性診断に有用なカラードプラ所見を表1にまとめた．

超音波像（カラードプラ）

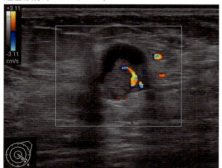

図4　40代，女性　乳管内乳頭腫
線維血管間質に一致して，明瞭な1本の流入血流を認める．

表1　良悪性診断に有用な乳房超音波カラードプラ所見

カラードプラ所見	良性	悪性
バスキュラリティ	ない，少ない	豊富
鋭角に貫入する血流	—	○
周辺の血流増加	—	○
境界に沿った血流	○	—
1本の流入血流（嚢胞内腫瘍）	○	—

参考文献　1）奥野敏隆：乳房超音波ドプラ法と造影超音波．日本乳腺甲状腺超音波医学会（編）；乳房超音波診断ガイドライン，改訂第4版．南江堂，p.141-151, 2020.
　　　　　2）Watanabe T, et al: Multicenter prospective study of color Doppler ultrasound for breast masses: utility of our color Doppler method. Ultrasound Med Biol 45: 1367-1379, 2019.
　　　　　3）Watanabe T, et al: Utility of B-mode, color Doppler and elastography in diagnosis of breast cancer: results of the CD-CONFIRM multicenter study of 1351 breast solid masses. Ultrasound Med Biol 47: 3111-3121, 2021.

〈奥野　敏隆〉

I 基本的内容

3 乳房超音波

Q15 乳房超音波像のレポートはどのように書くとよいのでしょうか？

A
- 伝えたいことをはっきりと簡潔に記す．
- 病変の位置，大きさ，形状など，強調したいことを明確に示す．
- 迷って悩ましい場合も正直に書くとよい．

▶乳房超音波像の観察方法

　正常像を理解し，正常構造から逸脱している部位に注目することから始まる．正常構造から逸脱する腫瘤や非腫瘤，構築の乱れなどの病変を描出し，病変の位置や大きさ，形状を記載する．

　記録時には漠然とではなく，下記のポイントを目的として記録するように心がける．

①異常を認めない場合
- 左右乳房の最も乳腺の多いC領域の画像と，被検者の乳房・乳腺の状態が反映できるように記録を残す．

②病変部の記録
- 腫瘤病変の場合には，**径・縦横比（D/W比）の計測**や，**境界線の断裂**，**境界の性状**（境界部高エコー像など），**内部エコーの性状**（点状高エコーや粗大高エコー，不均一か均一か），**後方エコーの性状**，**乳管とのつながり**を示す画像を残す．
- 非腫瘤性の病変の場合には，**病変の性状がわかる断面や境界の状態，周囲への広がり**が判読できる断面を記録する．
- 同側の他領域や対側の同部位などの対比の記録も必要である．

▶病変の位置を記載する方法

　病変の位置を記載する方法として，日本乳癌学会による『乳癌取扱い規約』[1)]に準じた方法（図1）や，時計盤になぞらえて表記する方法（図2），同心円盤状に3分割した方法（図3）[2)]などがある．臨床検査技師や医師が超音波検査を行い病変の存在部位を記載する際，その施設によって同一の表記を用いて，右のA区域から記載するのか，C区域から記載するのかというルールを決めておくと，病変が存在する場合に前回検査時の所見との比較がしやすい．また，正常部位や病変の写真を撮影・記録する時にも，右のA区域からなのか，C区域からなのかが統

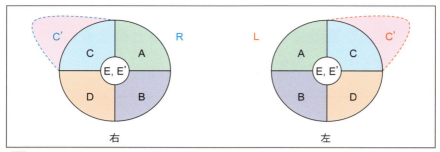

図1 『乳癌取扱い規約』に準じた方法[1]

A：内上部，B：内下部，C：外上部，C'：腋窩尾部，D：外下部，E：中央部（乳頭乳輪の下に位置する乳房中央部），E'：乳頭部および乳輪（乳頭乳輪部の皮膚）

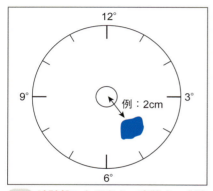

図2 時計盤になぞらえて表記する方法

方向：時計軸（1～12°）
距離：乳頭中心から腫瘤辺縁まで
例：5°，2cm

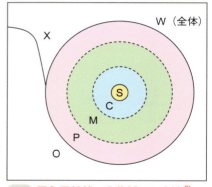

図3 同心円盤状に3分割した方法[2]

C：乳輪縁～中央部，M：中間部，O：外側部，P：辺縁部，S：乳頭・乳輪部，X：腋窩部，W：全体

一されていると，医師が超音波像を読影する際に，順を追って前回所見との比較読影がしやすい．前回所見と著変がないのか，増大しているのかなどのコメントも必要である．マンモグラフィ（MG）撮影がある場合はその所見と対比する部位に病変があるのか，ないのかを記載することが重要である．

所見用紙へ記載する時は，**最も悪性を考えられる所見ひとつを詳細に記載**し，強調したいことを明確に読影者や判定者に伝わるようにする．複数病変がある際には優先順位をつけて記載し，悩ましい所見や迷っている場合も，**正直にコメント欄などに記載する**ことが重要である．

参考文献 1) 日本乳癌学会（編）；臨床・病理 乳癌取扱い規約，第18版．金原出版，2018．
2) 日本乳腺甲状腺超音波医学会（編）；乳房超音波診断ガイドライン，改訂第4版．南江堂，2020．

（青山 圭）

I 基本的内容

3 乳房超音波

Q16 超音波健診のカテゴリー分類を教えてください．

- 乳がん検診のための**検診超音波カテゴリー**がある．
- **カテゴリー3以上**を**要精密検査**とする．

▶ 検診超音波カテゴリー

検診カテゴリー：**乳がん検診後に精密検査（精検）が必要か否かを決定する**カテゴリーであり，検診のためのものである．任意型乳がん検診などでは，**検診マンモグラフィカテゴリー**と**検診超音波カテゴリー**を総合判定して決定される[1)2)]．要精検と判断された画像検査所見に対して，侵襲性のある生検の必要性を決定する**診断カテゴリー**とは区別される[2)]．

検診超音波カテゴリー：所見は腫瘤と非腫瘤性病変に分けて考える[3)]．判定は 表1 [2)]の5段階であり，**3以上を要精検**とする．

腫瘤と非腫瘤病変に分けて，カテゴリー判定を進める必要がある．

表1 検診超音波カテゴリー[2)]

カテゴリー1	異常所見なし
カテゴリー2	所見があるが精検不要
カテゴリー3	良性，しかし悪性を否定できない
カテゴリー4	悪性の疑い
カテゴリー5	悪性

▶ 腫瘤

腫瘤の診断はまず，囊胞性，混合性，充実性パターンの3つに分けられる（ 図1 ）[3)]．

囊胞性パターン：無エコーで構成され充実性部分がない．カテゴリー2とする．

混合性パターン：15mm以下はカテゴリー2とする．それ以外は充実性部分の内容によりカテゴリー3以上となる（ 図2 ）[3)]．

充実性パターン：明らかな良性所見があればカテゴリー2，浸潤所見[**乳腺境界線の断裂**か**境界部高エコー像**（halo）]あるいは**点状の高エコー**がある場合はカテゴリー4または5とする（ 図3 ）．

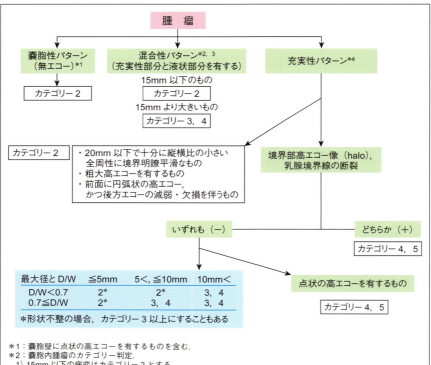

*1：囊胞壁に点状の高エコーを有するものを含む．
*2：囊胞内腫瘤のカテゴリー判定．
　1）15mm 以下の病変はカテゴリー2 とする．
　2）15mm より大きく充実性部分の立ち上がりが急峻なものはカテゴリー3 とする．
　3）15mm より大きく立ち上がりがなだらかなものはカテゴリー4 とする．
*3：液面形成のみのものもここに含まれる．無エコー部分が上層の場合で腫瘤全体の大きさが 15mm より大きいものはカテゴリー3，下層の場合はカテゴリー2 とする．
*4：充実性腫瘤内に液状部分を有するもの，あるいは，囊胞外に充実性部分が浸潤していると思われる所見がある場合は充実性パターンに準じて評価する．

図1　検診カテゴリーにおける腫瘤の診断基準

（文献3）より転載）

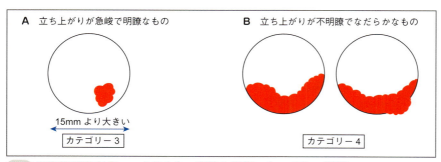

図2　混合性腫瘤（15mm より大きい囊胞内腫瘤のカテゴリー分類）

（文献3）より転載）

▶ 非腫瘤性病変

非腫瘤性病変は主として，乳管の異常，乳腺内の低エコー域，多発小囊胞，構築の乱れに分けられるが，検診で要精検の対象になるのは 表2 のとおりである．**病変の分布（局所性あるいは区域性）**が重視されている点も留意する必要がある．

A　超音波像

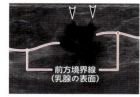

B　超音波像

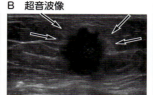

C　超音波像

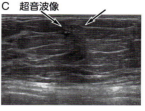

図3 乳癌を強く疑う所見（A～C）と落とすべき良性腫瘤（D，E）

D　超音波像

E　超音波像

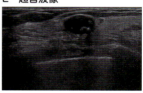

A～Cは悪性を強く疑う所見のため，カテゴリー4，5とする．D，Eは典型的な良性所見で，精検は推奨しない．
A：乳腺境界線の断裂（▶；前方境界，腫瘤部分で断裂）
B：境界部高エコー像（→）
C：点状の高エコーが複数（→；非浸潤性乳管癌）
D：囊胞性パターン，境界明瞭平滑（囊胞）
E：充実性パターン，境界明瞭平滑（線維腺腫）

表2　非腫瘤性病変の要精検基準

要精検の対象	検診超音波カテゴリー
局所性あるいは区域性の充実性部分を伴う乳管の異常	
急峻な立ち上がり	3
なだらかな立ち上がり	4
内部流動エコーを伴い無症状	2
乳腺内の局所性あるいは区域性の低エコー域	
病変内に石灰化を示唆する(微細)点状の高エコースポットを認める場合，集簇性	4
病変内に石灰化を示唆する(微細)点状の高エコースポットを認める場合，区域性	4あるいは5
構築の乱れ	
存在そのものを疑う場合	3
存在が確かな場合	3あるいは4

参考文献　1) 日本乳癌学会(編)：第1章 診断カテゴリーについて理解する．検診カテゴリーと診断カテゴリーに基づく乳がん検診精検報告書作成マニュアル．金原出版，p.3-23, 2019.
2) 日本乳癌学会(編)：検診・画像診断．総説2 検診・診断カテゴリーとPPV3．乳癌診療ガイドライン2 疫学・診断編 2022年版．金原出版，p.207-210, 2022.
3) 日本乳腺甲状腺超音波医学会(編)：超音波検診における要精検基準とカテゴリー判定．乳房超音波診断ガイドライン，改訂第4版．南江堂，p.123-138, 2021.

（島 宏彰）

Ⅰ 基本的内容

4 マンモグラフィ

Q17 マンモグラフィで使用する装置について教えてください．

- マンモグラフィ（MG）装置にX線管球，圧迫板，検出器が備わっている．
- 現在では平面検出器が主流で，CTと同様にフォトンカウンティングのものも使用されている．
- トモシンセシスは低線量で断層撮影が可能で，高濃度乳房での診断能の向上が期待されている．

▶ MG装置

X線管球とフィルタ：元来，MG装置はアナログ撮影を行っており，管球電圧を低く設定し，石灰化の描出のために低いエネルギーの部分で特性X線を発生する**モリブデン管球**が使用されていた．現在，広く利用されている管球では，**ロジウムやタングステン**の使用が一般的になってきた．また，X線管球から発生するX線に含まれる撮影に不要なエネルギー成分を除去するため，フィルタがX線管球の付近に設置される．モリブデンのX線管球の場合，モリブデンやロジウムのフィルタを利用することが多い．近年，広く利用されているMG装置はデジタル化が進み，検出部のダイナミックレンジが広がったため，フィルタもロジウムやアルミニウムが使用されるようになってきている．

圧迫板：材質は，X線吸収が少なく圧迫の状態が透見できるポリカーボネートが使用されていることが多い．圧迫の強さは100〜120 N（ニュートン）であり，重さでいうと**10〜12kg**に相当する．最大，20kgまで圧迫することがある．理論的には，乳房の厚さを4cm以下に圧迫することが望まれるが，若年者の大きな乳房では，4cmに圧迫することは難しい場合もある．

▶ デジタル撮影装置（検出器）（図1）

computed radiography（CR）：**イメージングプレート（imaging plate；IP）**で撮影して，その発光をレーザー光で読み取り，画像化する装置である．わが国で開発された方式であるため，長くMGに使用されてきた歴史がある．IPには，通常の蛍光体のものと柱状結晶の蛍光体のタイプがあり，理論的に

は柱状結晶の蛍光体の方が物理特性に優れている[1].

　平面検出器(flat panel detector；FPD)：間接型と直接型があるが，現在ほとんどのFPDは間接型である(**図2**)[2]．間接型のFPDは，ヨウ化セシウム(CsI)のようなシンチレータが面状に存在し，X線の曝射により発光する．その発光をフォトダイオードで感知し，光の強弱をデジタル信号に変換する．直接型のFPDは，アモルファスセレン(a-Se)が面状に存在し，入射したX線が，原子に結合した電子を弾き出し，後に残された正孔(h^+)がTFTに移動する．そのhの多寡をデジタル信号に変換する．

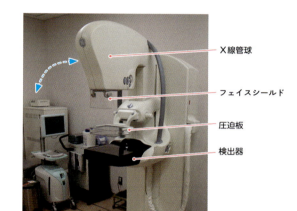

図1　デジタル撮影装置

モリブデンとロジウムのX線管球と平面検出器を備えた装置で，デジタルトモシンセシスの撮影も可能である．デジタルトモシンセシスを撮影する場合，X線管球が破線矢印方向(◀--▶)に回転して，パルス状のX線を曝射する．

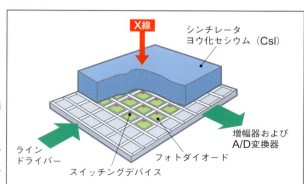

図2　間接型平面検出器の原理

X線の曝射によりヨウ化セシウムが発光し，フォトダイオードで光の多寡を電気信号に変換する．

フォトンカウンティング：結晶形シリコンを検出器として用い，X線が入射するとシリコンとの相互作用によって，電子（e⁻）と正孔（h⁺）の対が励起される．シリコン検出器にバイアス電圧を印加し，正孔の移動を電気パルスに変換するしくみである．理論的には検出効率に優れ，曝射線量を低減できる可能性が高い．現在臨床応用されている機器も存在し，今後さらなる応用範囲の拡大が期待されている[3]．

▶ トモシンセシス

X線管球が弧状に移動しながら**パルス状のX線を曝射**する（図1, 3）．このパルス状のX線曝射回数分の情報を取り込むが，照射角度によって深さによるズレが生じる．深さ別の位置情報を計算し，重ね合わせてボリュームデータとして取り込む．1パルス当たりの照射線量にもよるが，X線管球の振り角が大きく，照射回数の多い方が深さなどの情報量が多くなり有利となる．高濃度乳房での腫瘤の検出に有用と期待されている（図4, 5）[4]．トモシンセシスが登場した頃は，Picture Archiving and Communication System（PACS）が対応しておらず，専用のワークステーションでの観察が必要であったが，現在では一般的なPACS viewerでも観察できるようになってきた．

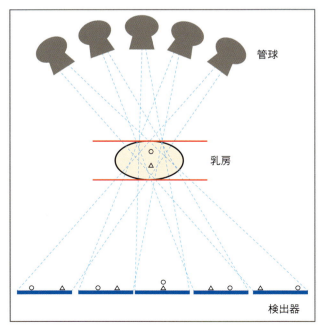

図3 トモシンセシスの原理

X線管球が回転しながらパルス状のX線を曝射することで，断層を撮影する．異なる深度の構造（○，△）を別々に再構成することで，断層を得る．以前胸部や骨撮影で行われていた断層撮影とは異なり，一度の回転で異なる深度の画像を撮影可能である．

図4拡大

図4 トモシンセシスでスピキュラが明瞭となった例（浸潤性乳管癌）

A，B：不均一高濃度乳房で通常MGでは，カテゴリー1と診断したが（A；→），トモシンセシスではスピキュラが明瞭に描出され（B；→），カテゴリー5と診断した．
手術の結果，浸潤性乳管癌と診断された．

A　通常MG　　　　B　トモシンセシス

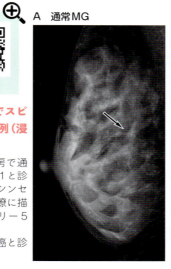
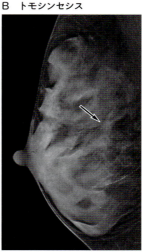

A　通常MG　　　　B　トモシンセシス

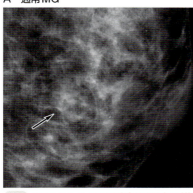
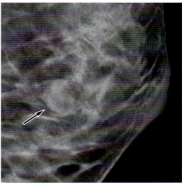

図5 トモシンセシス腫瘤を明瞭に描出できた例（線維腺腫）

A，B：乳腺散在で通常MGではカテゴリー1と診断したが（A；→），トモシンセシスでは円形の結節が明瞭に描出され（B；→），カテゴリー3と診断した．
生検の結果，線維腺腫と診断された．

参考文献
1) Jouan B: Digital mammography performed with computed radiography technology. Eur J Radiol 31: 18-24, 1999.
2) Noel A, et al: Digital detectors for mammography: the technical challenges. Eur Radiol 14: 1990-1998, 2004.
3) Weigel S, et al: Digital mammography screening with photon-counting technique: can a high diagnostic performance be realized at low mean glandular dose? Radiology 271: 345-355, 2014.
4) Ohashi R, et al: Improvement in diagnostic performance of breast cancer: comparison between conventional digital mammography alone and conventional mammography plus digital breast tomosynthesis. Breast Cancer 25: 590-596, 2018.

（坂井 修二，大橋 良子）

I 基本的内容
4 マンモグラフィ

COLUMN **マンモグラフィを施行できない症例**

乳房を圧迫する理由

　マンモグラフィ（MG）は，乳房を圧迫して薄くすることで乳腺組織を広げて，その重なりを減らす．乳房の重なりが減ると，乳房内に隠れていた病変が画像上で検出しやすく，圧迫することで放射線の被ばく量を軽減できるからである（図1）．圧迫された乳房の厚みが10mm薄くなると，放射線の被ばく量が50%軽減される．

　MGは，100～120N（ニュートン）という圧迫圧で撮影される．100～120Nとは約10～12Lの物による強さで，100Nの圧とはおよそ10kgの重さが撮影時にかかる．

MG検査の注意事項

禁忌症例
　豊胸術で乳房内にインプラントが挿入されていると（図2），MGの圧迫により破損する可能性がある．また，**ペースメーカ**や**V-Pシャント**は，乳房を引き出す際にリードやシャントチューブが断裂してしまう懸念がある．

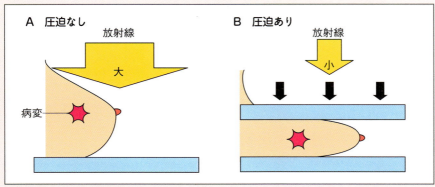

図1　乳房を圧迫する理由
A：圧迫しないと病変が画像上でぼやけて写り，被ばく量も増える．
B：圧迫すると病変が画像上で検出しやすく，被ばく量も少なくなる．

MGが不適な症例

　脂肪注入やヒアルロン酸注入などはMGの圧迫による問題はないが，乳腺後脂肪層に注入されている場合が多く，異物石灰化や脂肪空砲などがmilky way（別名：no man's land）といわれる乳腺後脂肪層に写ることがある．漏斗胸症例の場合には乳房の引き出しが難しく，胸郭の中心が落ちくぼんでいるために，MGでは描出されないブラインドエリア部位が多くなってしまいがちなので注意が必要である．

A　MG像

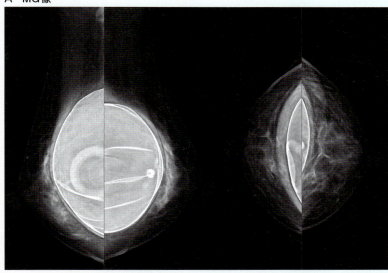

B　超音波像

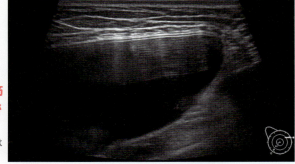

図2 40代，女性　大胸筋下にインプラントが挿入されている症例
通常，インプラント挿入例ではMG撮影をしない．

（青山 圭）

I 基本的内容
4 マンモグラフィ

Q18 マンモグラフィ検査時の流れを教えてください．

A
- 片方ずつ，乳房を**2枚の板**で**圧迫**しながら**X線を照射**し，マンモグラフィ（MG）を撮影する．
- **内外斜位（MLO）方向**，**頭尾（CC）方向**の2方向撮影が基本で，必要に応じて内外（mediolateralview；ML）方向撮影，拡大撮影，スポット撮影，トモシンセシス撮影を追加する．
- 圧迫は痛みを伴うため，被検者をリラックスさせるための適切かつ十分な**説明**と，良い**ポジショニング**が重要である．

▶ MGの目的

　MGは，検診用と診断用の2種類の目的で撮影される．検診MGは無症状の女性を対象に，治癒可能な乳癌を早期に発見するために行われる．診断用MGは，有症状患者，または検診MGでみつかった異常を精査するために行われる．

▶ 撮影方向

　MGは，乳房組織全体を最も多く描出し，ブラインドエリアが少ない**内外斜位（mediolateral oblique；MLO）方向**と，**それを補完する頭尾（craniocaudal；CC）方向の撮影が基本**となる．

　MLO撮影では，乳房上内側部や下部がブラインドエリアになりやすく，ポジショニング時には十分に留意する必要がある．まず乳房支持台を大胸筋外側と平行になるように回転させ，被検者の腕が水平になるように乳房支持台に載せる．乳房は外側・尾側の可動性が高く，内側・頭側の可動性が低い組織であるため，乳房外側組織を十分に内側に寄せ，乳房が下垂しないように前方に引き上げるようにして，用手的に乳房支持台に固定する．乳腺組織を手で広げながら乳頭方向に伸ばしていき，手を乳房圧迫板に置き換える（**図1**）[1]．

A　MLO（内外斜位方向）で撮影している様子　　B　CC（頭尾方向）で撮影している様子

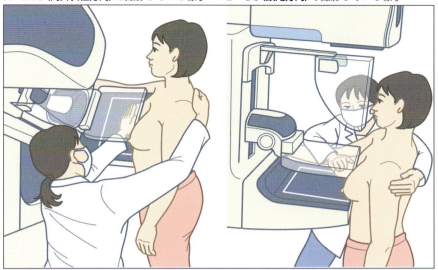

図1　MG撮影の様子

▶得られた画像の合格基準

　MLOの合格基準は，左右対称，乳頭が乳腺組織外で，側面像として描出されている，大胸筋が乳頭レベルまで描出されている，乳腺後方の脂肪組織が明瞭に描出されている，乳房下軟部組織が入っており，乳房下溝が伸びている，乳房の皺がない，である．

　一方，CCの合格基準は，左右対称，内側乳腺組織は必須，外側もできるだけ入れる，胸壁深部を入れる，乳房の皺がない，乳頭が乳腺組織外で，側面像として描出されている（図2），である．描出しにくい部位には，関心領域をより詳細に描出するため，スポット撮影や拡大撮影，ML方向撮影などを併用する（図3）[1]．

参考文献 ＞ 1）日本医学放射線学会，日本放射線技術学会（編）；第2章 撮像法 マンモグラフィガイドライン，第4版．医学書院，p.7-15, 2021．

A　MG像（CC方向）　　　B　MG像（MLO方向）

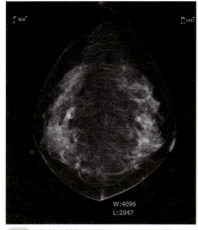
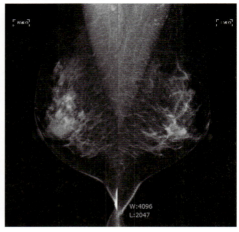

図2　合格基準を満たしたMG像

A，B　MG像，拡大スポット撮影
A　MG像（CC方向）　　B　MG像（ML方向）　　C　MG像（CC方向）　　D　MG像（MLO方向）

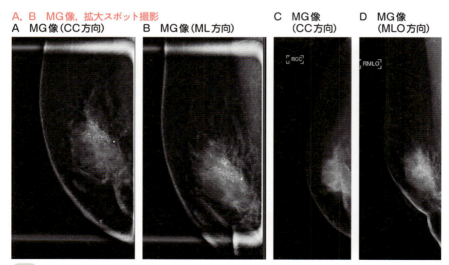

図3　追加された拡大スポット撮影（CCおよびML方向）

図3拡大

（塚田 実郎）

4 マンモグラフィ

COLUMN マンモグラフィは痛いのになぜ挟まないといけないのですか？

　乳がん検診受診率向上の必要性が叫ばれる中，受診率はなかなか向上しない（図1）[1]．その要因として，「自分は癌にならない」という思い込みや「受診が面倒くさい」以外に，「マンモグラフィ（MG）が痛そう」ということも上位に挙がる．

　MG撮影時には，MG技師が乳房を引き延ばしながら，圧迫板で挟んでいく．なぜ，わざわざ評判の悪い痛みを引き起こしてまで，薄く挟まないといけないのだろうか？

　COLUMN「マンモグラフィを施行できない症例」（p.70）にも記載があるが，乳房を薄く引き延ばすのには以下のとおり合理的な理由がある．

① 乳房を薄く引き延ばすことで被ばく量を減らせる（10mm薄くなると50％低減）．
② 乳房を引き延ばすことで重なりを減らし，硬い組織（癌など）と柔らかい組織（脂肪など）を区別しやすくする．
③ 乳房を圧迫固定することで撮影中のブレを抑制し，クリアな画像を撮影できる．

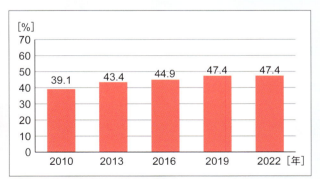

図1 乳がん検診受診率の推移
（文献1）より改変して転載）

参考文献 1）厚生労働省：第89回がん対策推進協議会（資料），参考資料7．2023．available at: https://www.mhlw.go.jp/stf/newpage_34073.html

（明石 定子）

4 マンモグラフィ

Q19 マンモグラフィの最適な読影環境の設定はどうしたらよいですか？

A
- **モニタの高輝度化，高コントラスト化**が，読影効率改善，読影医の疲労軽減に重要である．
- モニタを**高輝度**にすれば，部屋を過度に暗室にする必要はない．
- **マンモグラフィ（MG）用モニタ2面**と，**サブモニタ**（＋電子カルテモニタ）を用いた読影を推奨する．

▶ デジタルマンモグラフィ

　近年，医用画像診断の読影方法は，古典的なフィルムによる読影から，モニタ読影へと移り変わっている．米国のDigital Mammography Screening Trial（ACRIN6652）において，乳癌スクリーニングとしてのデジタルマンモグラフィ（digital mammography；DMG）とフィルムマンモグラフィの診断精度は同程度であり，50歳未満の女性，高濃度乳房の女性，閉経前または閉経付近の女性では，**DMGの方が高精度**であることが示されている[1]．

▶ モニタに求められる性能

　DMGはダイナミックレンジが広く，ウインドウレベルやウインドウ幅を自分で調節できる．この特性を活かすには一定精度以上のモニタが必要である．日本乳がん検診精度管理中央機構のソフトコピー施設画像評価の必須要件では，DMG診断における医用画像表示モニタに求められる性能は，**解像度が500万画素以上，推奨表示輝度が500cd/m^{2}以上**となっている[2]．モニタ診断では病変を階調差で判断するため，表示関数をグレースケール標準表示関数（grayscale standard display function；GSDF）に校正し，階調差を識別しやすくした高輝度・高コントラストな画像が必要となる．モニタが高性能であれば，フイルムで読影をするときのように，過度に部屋を暗室にする必要はない．

▶ 検査画像の表示環境

　MG像は，左右の乳房画像を比較表示し，頭尾（CC）方向と内外斜位（MLO）方向からの撮影画像を並列に表示して観察する．また，微細構造物の確認には，画像の1画素をディスプレイの1画素に対応させた，"ピクセル等倍表示"以上の

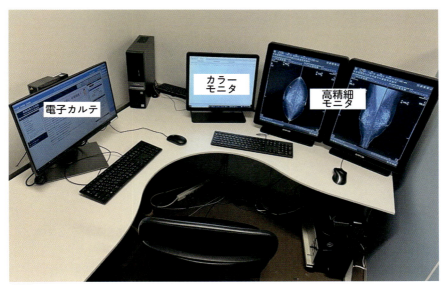

図1 読影環境の例

拡大率で観察する必要がある．このため，**5メガピクセルのモニタを2台並べて表示**し，その他の検査画像や依頼情報，レポート画面は別のカラーモニタに表示するといった工夫が望まれる[2]．また，手術歴などの臨床情報を速やかに確認するため，**電子カルテも同じデスク上で確認できる環境**も読影において有用である（**図1**）．

▶ 画像ビューア

MG読影にあたって，CCおよびMLO方向のMG像を左右対称に4枚表示し，さらに過去画像との比較や，必要な部位をスムーズな拡大，ウインドウレベル・ウインドウ幅を調整することが可能な環境が必要となる．このため汎用性画像ビューアではなく，自動乳腺位置合わせ機能や左右拡大率連動ズーム機能といった，**MG読影に適した特殊な機能を有した画像ビューア**を使用することで，読影効率が上がり，読影医の疲労軽減につながる[3]．

参考文献
1) Pisano ED, et al. Digital Mammographic Imaging Screening Trial (DMIST) Investigators Group. Diagnostic performance of digital versus film mammography for breast-cancer screening. N Engl J Med 353: 1773-1783, 2005.
2) 日本医学放射線学会，日本放射線技術学会（編著）；第5章 マンモグラム読影の基本．マンモグラフィガイドライン，第4版．医学書院，p.33-41, 2021.
3) 森山紀之（監），内山菜智子（編）；5.2 読影装置に求められる機能．デジタルマンモグラフィ実践テキスト-基礎から実務まで．オーム社，p.91-99, 2024.

（塚田 実郎）

I 基本的内容
4 マンモグラフィ

Q20 マンモグラフィでの**腫瘤の読影ポイント**を教えてください．

- 非対称性をチェックし，明らかに**腫瘤があるか**，**局所的非対称性陰影（FAD）**に留まるのかを判定する．
- 所見用語を用いて記載し，カテゴリー判定を行う．

▶ 病変の検出

マンモグラフィ（MG）での病変検出においては，**非対称性をチェックすることが最も重要**となる．MG像では乳腺実質も腫瘤もどちらも白く描出されるため，乳腺濃度と重なる部位に異常を検出することは難しい．乳腺組織が少ない部分での病変検出を確実に行うことや，一部の辺縁が脂肪内に突出した部分を評価する必要がある．

近年のMGはほとんどがデジタルマンモグラフィであり，濃度差が調整されてわかりにくい場合がある．このため，大胸筋の濃度の左右差や被ばく線量の差もみることが，病変検出の参考になる場合もある．保険適用となったトモシンセシスも，乳腺の重なりか病変かの判別に役立つ．

▶ 病変のカテゴリー判定

明らかに腫瘤があるといえるか，FADに留まるのかを，濃度や境界の性状をもつかなどを参考にして判定する．腫瘤と判定した場合は，濃度および形状（**円形，楕円形，多角形，分葉形，不整形**），境界・辺縁（**境界明瞭平滑，微細分葉状，境界不明瞭，評価困難，スピキュラを伴う**）の所見に基づいてカテゴリー分類を行う（ 図1)[1]．悪性を疑う不整な所見（円形や楕円形・境界明瞭平滑な腫瘤）であっても，濃度から嚢胞，嚢胞内腫瘍，線維腺腫などの良性腫瘍，充実型の浸潤性乳管癌や粘液癌などの区別を行うことは困難であり，カテゴリー3以上として超音波検査を併せた精密検査が必要である（ 図2 ）．

FADと判定した場合は，正常乳腺・非対称性乳腺組織や孤立性の乳腺濃度でよいのか（カテゴリー1），病変の可能性があるのか（カテゴリー3）を判別する必要がある．

経過を併せて判定することも重要で，新規に出現した病変は精密検査が必要であり，長期間変化がない病変については良性と考えることができる場合がある．

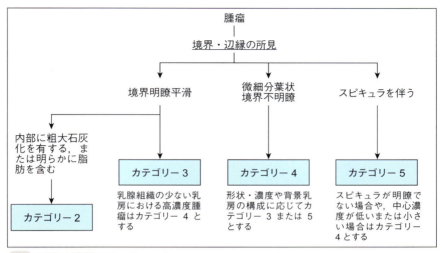

図1 腫瘤の診断フローチャート
注：両側性，多発性の小さく境界明瞭平滑な腫瘤は，診断MGカテゴリーでは3-1とする．
(文献1)より転載)

図2 40代，女性 左乳腺腫瘤

乳腺と重なった部分は辺縁の評価が困難（境界不明瞭）だが，乳腺から突出した部分は境界明瞭平滑と判断できる（→）．カテゴリー3と判定．実際には，嚢胞成分と充実成分の混在する被包型乳頭癌であったが，MGでは内部性状の判断は困難である．

MG像

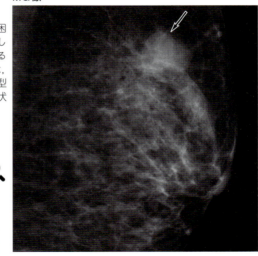

図2拡大

▶ MGレポートの記載

　MGでは病変部位をレポートに示す際，病変があるのは右乳房か左乳房か，また内外斜位(MLO)方向，頭尾(CC)方向での病変の位置を記載する（**図3**）[1]．

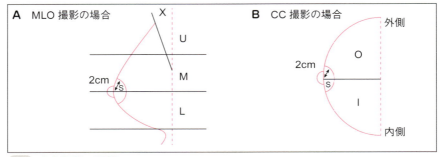

図3 病変部位の記載

A，Bは右乳房を示す．MLO撮影（**A**）では，L：乳頭中央から後方に下ろした垂線から尾側，M：垂線と平行に頭側へ伸ばし，垂線と平行に引いた線で囲まれた範囲，U：M領域より頭側，S：乳頭中央から2cmの範囲，X：腋窩部位の表記を用いて病変部位を記載する．
CC撮影（**B**）では，I：乳頭中央から下ろした垂線から内側，O：乳頭中央から下ろした垂線から外側，S：乳頭下の表記を用いて病変部位を記載する．（文献1）より転載）

Memo

▶ **見落としてはいけない部位**

- 内外斜位（MLO）方向で大胸筋と乳腺の間の乳腺後脂肪組織（retromammary fat）の部分は，**milky way**と呼ばれる（図4）[2]．頭尾（CC）方向で，内側領域はno man's landとも呼ばれる．
- これらの部位は脂肪が多く，しっかりみれば病変の検出はしやすい．見落としてはいけない部位として注意しておきたい．

図4拡大

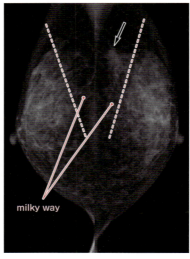

MG像（MLO方向）

図4　50代，女性　左乳癌
左U領域背側のmilky wayともいえる部位に，不整形・境界不明瞭な腫瘤を認める（→）．
左カテゴリー5，右カテゴリー1と判定．

参考文献 1) 日本医学放射線学会，日本放射線技術学会（編）；マンモグラフィガイドライン，第4版．医学書院，p.64, 76, 2021.
2) Tabar L, et al: Breast cancer - the art and science of early detection with mammography. Thieme, p.259, 2005.

（久保田 一徳）

I 基本的内容

4 マンモグラフィ

Q21 マンモグラフィでの**石灰化**やその他の所見の読影ポイントを教えてください．

- 良悪性の鑑別を要する**石灰化**は，**形態**と**分布**によって判定する．
- **構築の乱れ**の判定は，**正常乳腺の流れ**を意識する．

▶石灰化病変の評価

　明らかな良性石灰化（粗大石灰化，中心透亮性石灰化や異栄養性石灰化など）はカテゴリー2以下とし，それ以外の良悪性の鑑別を要する石灰化は，形態と分布を合わせて判定する（表1）[1]．乳管腺葉に広がる病変が想起される区域性や線状の分布の際には，非浸潤性乳管癌（DCIS）を含めた悪性の可能性が高いと考えられる．**分泌型石灰化（微小円形，淡く不明瞭）**と**壊死型石灰化（多形性，微細線状・分枝状）**を区別することも，病変を考える上で重要である．浸潤癌であっても腫瘤が乳腺組織に埋もれてみえず，石灰化のみで検出されることもある．

　表1の分類だけで一律にカテゴリー判定できない時もある．両側性に同様の石灰化があれば，良性の可能性が高くなる．区域性か領域性か迷うような場合は，左右差をみて判定に役立てる．多形性や線状の石灰化が明らかに区域性に分布していればカテゴリー5とするが（図1），数が少なかったり密度が低い際には乳癌とほぼ断定するには至らず，カテゴリー4以下となる．びまん性や領域性に石灰化がみられ，その一部のみがやや集まってみえていても，質的に異なるとはいえない場合には集簇石灰化（カテゴリー3以上）ととらえずカテゴリー2に留まる（図2）．背景の濃度上昇やその他の所見とも併せた判定も必要となる．

表1 良悪性の鑑別を要する石灰化の診断

分布		形態			
		微小円形	淡く不明瞭	多形性	微細線状・分岐状
	びまん性領域性	カテゴリー2	カテゴリー2	カテゴリー3	カテゴリー5
	集簇性	カテゴリー3*	カテゴリー3*	カテゴリー4	カテゴリー5
	線状区域性	カテゴリー3,4	カテゴリー4	カテゴリー5	カテゴリー5

＊集簇性の微小円形，または淡く不明瞭な石灰化は，診断MGカテゴリーでは3-1とする．数が多い，密度が高い場合は3-2とする．
（文献1）より改変して転載）

▶構築の乱れ，その他の所見

　構築の乱れの原因として最も多いものは，術後の瘢痕である．それ以外でみつかる際には線維成分を伴った病変のことが多い．乳癌に伴う周囲の間質の変化をみていたり，硬化性腺症や放射状瘢痕（radial scar）などの良性病変のこともあるため，精密検査が必要となる．乳腺実質の一部，血管やCooper靱帯などの既存の線状構造が重なっているだけか，乳腺の流れの異常があって引きつれが起こっているのかを，左右比較を合わせて判別する．内外斜位（MLO）方向では不明瞭であっても頭尾（CC）方向で明瞭となるような場合もあり，2方向での比較も重要である．
　梁柱の肥厚，皮膚所見，その他の所見の理解は，はじめは難しい．術後や放射線治療後には，炎症や浮腫によってこれらの所見がみられることが多く，日頃から所見に慣れておきたい．

MG像

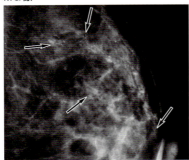

図1　50代，女性
非浸潤性乳管癌
区域性の微小円形，一部微細線状・分枝状の石灰化を認め（→），カテゴリー5と判定．

図1，2拡大

MG像

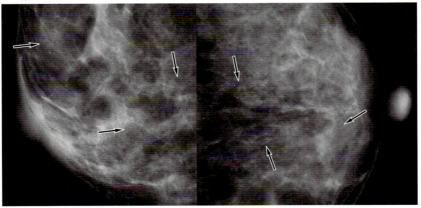

図2　40代，女性　良性石灰化
微小円形〜淡く不明瞭な石灰化がびまん性に散在している（→）．左側にやや多く，やや密度が高い部分もあるが，同じタイプの石灰化がやや多くみられるだけでは集簇石灰化ととらえない．両側ともカテゴリー2と判定．

参考文献 1) 日本医学放射線学会，日本放射線技術学会（編）：マンモグラフィガイドライン，第4版，医学書院，p.79，2021．

（久保田　一徳）

I 基本的内容

4 マンモグラフィ

Q22 高濃度乳房って何ですか？

- 高濃度乳房（dense breast）は，乳房内の乳腺実質の割合が高く，マンモグラフィ（MG）で乳房が白く写るタイプの乳房である．
- 乳房は主に乳腺と脂肪で構成され，その割合は個人で大きく異なる．
- 高濃度乳房の場合は，病変が乳腺実質に隠されてしまうリスクが高くなるので要注意．

▶ MGと乳房構成

乳房内の乳腺実質と脂肪の割合と分布は個人差が大きく，その構成のMG上の評価は，乳癌などの病変が正常乳腺に隠されてしまう危険性の程度を反映する．わが国では，以下に示す4段階に分類することが推奨されている（図1）（具体的な乳房構成の判定方法に関しては，文献1）参照）．

① **脂肪性**：乳房は，そのほとんどが脂肪に置き換えられている．病変が撮像範囲にあれば，検出は容易と考える（乳腺の割合：10%未満）．

② **乳腺散在**：脂肪が優位な乳房内に乳腺実質が散在している．病変の検出は比較的容易である（乳腺の割合：10%以上，50%未満）．

③ **不均一高濃度**：乳腺実質が優位で脂肪が混在し，不均一な濃度を呈する．病変が，正常乳腺に覆い隠される危険がある（乳腺の割合：50%以上，80%未満）．

④ **きわめて高濃度**：乳腺実質内に混在する脂肪はきわめて少ない．病変が覆い隠される危険は高く，乳癌の発見感度は50%程との報告があり[2]，診断精度低下の懸念がある（乳腺の割合：80%以上）．

MGでは乳腺は白く，脂肪は黒く写るので，乳腺の多い乳房は白く濃く写る（乳腺濃度が高い）こととなり，同じく白い腫瘤として描出されることの多い乳癌の腫瘤は背景の白さに隠されて発見が難しくなる．この乳腺が多い"**不均一高濃度**"，"**きわめて高濃度**"の2つを合わせて"**高濃度乳房**"と呼んでいる．

▶ 乳房構成通知の問題

高濃度乳房ではMGの診断精度の低下が懸念されるため，被検者へ個々の乳房構成を通知することが米国では法制化されており，わが国でも乳房構成の通知に

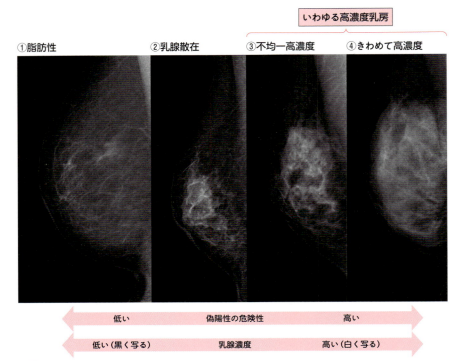

図1 乳房構成（4段階）

関して議論されてきた．乳房構成の通知は，高濃度乳房の被検者に対して診断の困難性を周知できる一方で，非高濃度乳房（脂肪性，乳腺散在）と判定され通知を受けた被検者には，乳癌の懸念がないという間違ったイメージを与えることがないように留意すべきである．

　MG検診では，非高濃度乳房の被検者であっても一定の割合で偽陰性が存在することが報告されている[3]．高濃度乳房問題の本質は乳房構成の告知をすることではない．検診のシステムには一定の確率で偽陰性が生じることの理解を広げ，偽陰性となる不利益を最小化する対策を講じることが重要である．

参考文献
1) 日本医学放射線学会, 日本放射線技術学会（編）；マンモグラフィガイドライン，第4版．医学書院，p.61, 62, 2021.
2) Suzuki A, et al: Age-specific interval breast cancers in Japan: estimation of the proper sensitivity of screening using a population-based cancer registry. Cancer Sci 99: 2264-2267, 2008.
3) 日本乳癌学会（編）；検診・画像診断，総説1，乳癌検診とブレスト・アウェアネス．乳癌診療ガイドライン2 疫学・診断編，2022年版．金原出版, p.204-206, 2022.

（鈴木　昭彦）

I 基本的内容

4 マンモグラフィ

COLUMN **マンモグラフィと乳房超音波でみえる病変や位置づけの違い**

マンモグラフィ（MG）と乳房超音波の役割と特性

MGの役割と特性

- 乳房画像診断の必要不可欠な第1の基本モダリティである.
- 放射線被ばくを伴う検査で, 乳房の圧迫が必要なため痛みを伴う検査である.
- 撮影したMG像を読影するので, 客観的な検査方法である.
- 西洋人女性に対しては, 死亡率減少効果が証明されている唯一の乳がん検診モダリティである. しかし, MG検診が日本人女性の乳癌死亡率の減少に効果があるというエビデンスはない[1].
- 石灰化病変に対する感度が高い.
- 高濃度乳房や, 40代の女性に対する乳癌感度は低い[1]（ **図1-A** ）.
- 特異度（質的診断能）は高くない（ **図2-A** ）.
- 精度管理と精度保証が確立されている.

乳房超音波の役割と特性

- 乳房画像診断の必要不可欠な第2の基本モダリティである. 特に, MG検診で要精検となって精査機関を受診した際に, 必ず施行される精密検査である[2].
- 放射線被ばくがなく, 乳房圧迫の必要性もない, 被検者に優しい検査である.
- 検者が異常と判断した画像のみを記録として残すので, 検者の技量に依存する, 客観性のない検査方法である.
- 高濃度乳房の女性に対する補助的乳がん検診モダリティとして有用である[1]（ **図1-B** ）.
- MGで検出された腫瘤性病変に対する質的診断を目的として使用する（ **図2-B** ）.
- 精度管理と精度保証が難しい.

I

基本的内容　4　マンモグラフィ

A　MG像（MLO方向）　　B　超音波像

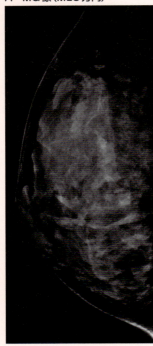
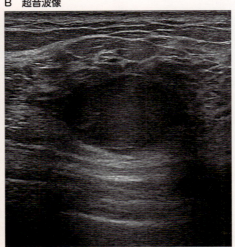

図1　MG高濃度乳房：右乳房C区域の20mmトリプルネガティブ乳癌症例
A：高濃度乳房のため病変を指摘できない．
B：境界明瞭やや粗ぞうな腫瘤を示現している．

A　MG像（MLO方向）　　B　超音波像

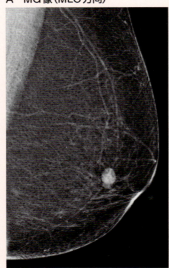
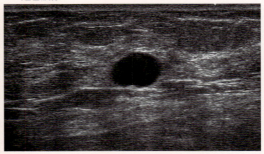

図2　MG脂肪性乳房：左ECD区域の13mm単純嚢胞症例
A：脂肪性乳房のため境界明瞭腫瘤を指摘できる．しかし，充実性腫瘤か嚢胞性腫瘤かの診断はできない．
B：境界明瞭で内部無エコーかつ後方エコーが増強している単純嚢胞であることがよくわかる．

MG上の病変位置を乳房超音波で同定するテクニック

mammography first

　乳がん検診と乳腺診療の両方の状況において，MGと乳房超音波の総合判定を行う際に必ず念頭に置く重要な基本方針は，"mammography first"である．つまり，MGの診断情報に基づいて超音波検査を施行し，総合判定をすることが非常に重要である[3]．総合判定を実際にする場合，MGの所見が超音波検査でどこに対応するのか，その病変位置の同定が重要となる（図3）．

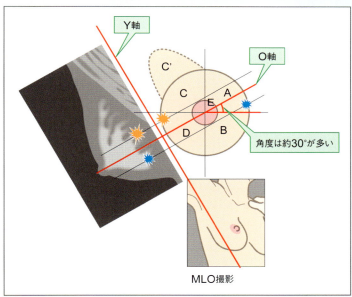

図3　MG［内外斜位（MLO）方向］撮影における内側／外側病変の乳房内位置

超音波検査では，0（12）時と6時とを結んだ線をY軸と称する．MG（MLO方向）撮影は大胸筋の角度に合わせて斜めから撮影するため，Y軸は斜めとなる．O軸は，MLO撮影において乳頭の頭尾を分ける境界線である．MLO撮影では，乳房の外側（D区域）が頭側に，内側（A区域）が尾側に投影されることに注意が必要である[3]（p.25，1-1-Q2図2参照）．

参考文献
1) Uematsu T: Rethinking screening mammography in Japan: next-generation breast cancer screening through breast awareness and supplemental ultrasonography. Breast Cancer 31: 24-30, 2024.
2) 植松孝悦・他：日本の乳がん検診マンモグラフィカテゴリーに対するマネジメントの実態調査．乳癌の臨床 31: 465-479, 2016.
3) 日本乳癌検診学会総合判定委員会（編）；マンモグラフィと超音波検査の総合判定マニュアル．篠原出版新社，p.51-55, 2015.

（植松　孝悦）

I 基本的内容

5 その他のモダリティ

Q23 超音波，マンモグラフィ以外の**乳房画像診断モダリティ**について教えてください．

A
- 超音波，マンモグラフィ（MG）以外の乳房画像診断モダリティとしては，MRI，CT，PETなどの核医学診断がある．
- 乳房内の**局所進展の評価**にはMRI，**転移の検索・評価**にはPETや**骨シンチグラフィ**が用いられる．
- **CT**は転移の検索・評価にも用いられるが，被ばくも伴うため，肺・肝転移のある**比較的進行した症例**やその疑い症例に限定される．

▶ MRI

　MRIは，強い磁場を用いた画像診断装置である．組織に水分が多いのか，脂肪が多いのかなどがわかる．ガドリニウム系造影剤を用いれば，組織・腫瘍の血流が描出される．一般に，乳癌は血流が多く，強く造影される．

　超音波と比較すると，MRIの画像は客観的に評価可能であり，後日の比較や病変範囲の計測なども行いやすい．広範囲に広がる病変ではMRIの方が全体像の把握に優れている．また乳癌の検出に関しては，造影MRIは最も感度が高いモダリティである．ただし，超音波やMGに比較して費用が高いこと，1回の検査に30分近く時間がかかることから，通常は超音波，MG撮像後に行う．MRIの主な適応は，以下のとおりである．

①術前広がり診断
②同側多発病変・対側乳房病変の検出
③超音波，MG検査での診断困難例
④術前薬物療法の治療効果予測
⑤乳癌発症ハイリスクのスクリーニング・サーベイランス[1]

　撮像：1.5または3Tという強磁場の装置を用い，うつ伏せで乳房を乳房専用コイル内に下垂させて両側同時撮像を行う．基本の撮像シーケンスは，**T2強調像，T1強調像，拡散強調像，ダイナミックMRI（造影前，造影後早期，造影後後期）**（**図1，2**）であるが，ダイナミックMRIの画像が最も重要である．

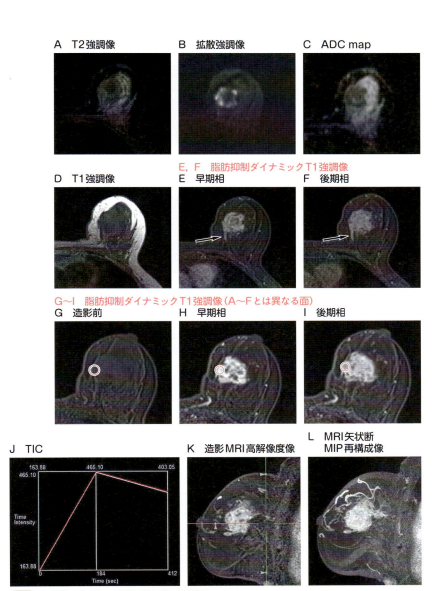

図1 70代，女性　浸潤性乳癌のMRI

A～F：病変は腫瘤（mass）で，一部周辺に非腫瘤性病変（→）を伴う．
G～J：本症例ではfast/washoutパターンである．ROI（関心領域；○）は，腫瘍の中で最も悪性が疑われる（＝washoutがみられる）部分に設定する．
J：時間信号曲線（time intensity curve；TIC）
K：矢状断では病変と乳頭との関係がわかりやすい．
L：MIP（最大強度投影法）像では病変の広がりがとらえられる．

A 超音波像   B MG像（MLO方向）

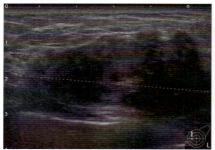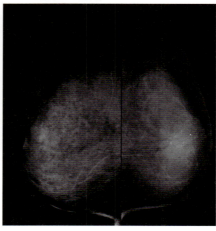

図2 70代，女性　浸潤性乳癌の超音波像，MG画像（図1と同一症例）

図1のMRIは，超音波（**A**）に比較して全体像をとらえやすく，MG（**B**）に比較して病変の進展範囲をより明瞭に広範にとらえる．

画像所見の記載：American College of Radiology Breast Imaging Reporting and Data System（BI-RADS®）に沿って行われる[2]．病変は，mass（腫瘤），non-mass enhancement；NME（非腫瘤性病変），focusに分類される．TICでの造影パターンは，血流の程度を反映する指標である．早期相までの立ち上がりが速い順にfast/medium/slow，後期相までの変化の程度からwashout/plateau/persistentに分類され，**fast/washoutパターンは悪性を示唆する所見である**．

注意事項：MRIでは磁性体である金属は（装置内のみならず検査室内に）持ち込めない．撮像をしていない時にも磁場は発生しているので，同様に注意が必要である．体内デバイスについてはペースメーカなど一部対応機種もあるが，型番などの事前確認や当日の装置の調整が必要となる．また，化粧品や増毛スプレーにも金属を含むものがあり，事前に患者へ注意事項を案内するのが望ましい．日本画像医療システム工業会（JIRA）がチェックリストを発行している[3]．ガドリニウム造影剤に対するアレルギーのある人や腎機能障害を有する患者では，造影剤投与は禁忌となる．背景乳腺の非特異的な造影効果（background parenchymal enhancement；BPE）で病変がみえにくくなることがあり，月経周期についての情報を記録するとともに，可能であれば月経開始後7〜14日目の撮像が望ましい（ただし，悪性腫瘍の術前など臨床的に評価が急がれるものは除く）．

▶ PET

[18]FDG-PETは，フッ素（F-18）標識のフルオロデオキシグルコース（fluoro-deoxyglucose；FDG）をトレーサーとして用いた核医学検査である．FDGはグルコース類似体であり，悪性腫瘍では糖代謝が亢進しやすいことを利用して，その病変検索に利用されている．

撮像：現在一般に普及しているのはCTと一体型のPET/CTであり，他にもMRIと組み合わせたPET/MRI，乳房などの局所の撮像に特化した乳房専用PET装置がある．わが国では，いずれも乳癌の病期診断，転移・再発診断の検査として保険適用がある．**PET/CTは一度に全身検索ができる利点があり**，病期診断においては遠隔転移が想定されるような進行期乳癌に主に使用されてきた．早期乳癌については，以前の乳癌診療ガイドラインではPET/CTでの全身検索を推奨しないとしていたが，National Comprehensive Cancer Network (NCCN) に準じて2022年度版より「遠隔転移の徴候がないⅠ・Ⅱ期の乳癌術前であっても，術前化学療法の対象となる症例や，サブタイプやグレード，患者背景によってはCTやPET/CTによる全身検索を考慮する必要がある」とのステートメントに改訂され[4]，PETの役割は広がりつつある．

注意事項：FDGは，CTやMRIの造影剤とは異なり，腎機能を気にせず使用可能であり，FDG自体はアレルギーも起こさない．ただし，放射性物質として適切な管理のもとでの使用が求められる．これまでに，被ばくによる健康被害が生じたという報告はないが，放射線感受性が高いLi-Fraumeni症候群や妊婦などでは，事前に主治医と放射線科医で検査について相談すべきである．授乳中患者では検査後の授乳による児との長時間の接触が，児への外部被ばくを生じるため，なるべく検査直後（24時間以内）は控える，接触時間を短くする，などの配慮が必要である．また，授乳中は乳腺の生理的集積が病変をマスクすることがある点にも留意が必要である．FDG-PETは画像検査の中では高額な検査であり，リスクとベネフィットを理解した上で適応を考えることが重要である．

検査前に糖を摂取すると，インスリンの影響でFDGの体内分布が変わって病変検出が難しくなることがあり，**検査前の絶食が必須**である．もちろん，飲み物や点滴にも糖分が含まれないよう注意が必要である．また，COVID-19（corona-virus disease 2019）をはじめとするワクチン接種で，同側腋窩リンパ節などに集積をみることがあり，接種歴の確認や，臨床的に可能であれば患側上肢を避けて接種してもらうことが望まれる．

転移の画像所見の診断：乳癌の遠隔転移で最も多いのは骨転移である．乳癌の骨転移は，CTで溶骨型，造骨型，これらの混在した混合型，骨梁間型と多様なパターンを呈する（**図3**）．FDG-PET/CTの骨転移の検出能は一般に骨シンチグラフィより高いが，**造骨型骨転移はFDG集積が乏しい傾向があり**[5]，**CTでの硬**

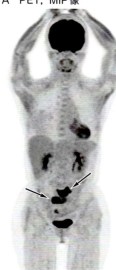
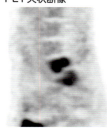
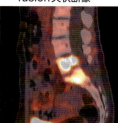
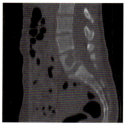

A　PET, MIP像　　B　PET矢状断像　　C　PET/CT fusion矢状断像　　D　CT矢状断像

図3　40代, 女性　浸潤性乳癌のFDG-PET/CT

8年前に浸潤性乳癌（ER+HER2-）にて左乳房術後．腰痛を主訴にFDG-PET/CTが施行され, 骨転移がみつかった．
A〜D：L4, S1に明瞭なFDG高集積を呈する骨転移があり（**A**；→），CTでは溶骨像, 骨硬化像を示す混合型骨転移の所見がみられる．

化像のチェックなど極力見逃がさないように注意する．HER2（human epidermal receptor 2）陽性乳癌やトリプルネガティブ乳癌は, 肺・肝臓などの内臓転移や中枢神経転移も生じやすい[6]．

　乳管癌に続いて多い小葉癌は, 乳房に多発性・両側性に広がることがあり, リンパ節や骨だけではなく, 腹膜・後腹膜, 消化管, 子宮・卵巣, 脳軟膜など多彩な部位に転移する傾向がある．小葉癌は転移しやすい一方で, FDG集積が低いことが稀でなく, FDG-PETでの診断が難しい癌腫のひとつである．近年では他核種の応用も検討されているが, PET/CTのCTもしっかりと確認するなど, 他モダリティも合わせた総合的なアプローチが必要となる．

参考文献
1) 日本乳癌検診学会（編）；乳房MRI検査マニュアル―HBOCを念頭においたスクリーニング/サーベイランスから乳がんの精密検査まで．金原出版, 2020.
2) Morris EA, et al: ACR BI-RADS® Atlas: Breast Imaging Reporting and Data System, 5th ed. American College of Radiology, 2013.
3) 日本画像医療システム工業会（JIRA）：MR検査室入室前のチェックリスト．available at: https://www.jira-net.or.jp/publishing/files/mr_checklist/mr_checklist_v2.pdf
4) 日本乳癌学会（編）：疫学・診断編, 乳癌診療ガイドライン2022年版．金原出版, p.274-276, 2022.
5) Nakai T, et al: Pitfalls of FDG-PET for the diagnosis of osteoblastic bone metastases in patients with breast cancer. Eur J Nucl Med Mol Imaging 32: 1253-1258, 2005.
6) Soni A, et al: Breast cancer subtypes predispose the site of distant metastases. Am J Clin Pathol 143: 471-478, 2015.

（片岡 正子，三宅 可奈江）

II章
乳房超音波&マンモグラフィの鑑別診断

II-1 乳癌

II-2 線維腺腫と葉状腫瘍

II-3 嚢胞性病変

II-4 その他

II-5 男性の場合

II 乳房超音波&マンモグラフィ鑑別診断

1 乳癌

Q24 乳癌の病理組織学的分類① **浸潤癌**と**非浸潤癌**について教えてください．

A
- **非浸潤癌**とは癌細胞が**乳管・小葉内に限局して増殖**するものであり，**浸潤癌**とは癌細胞が**間質に浸潤**するものである．
- 間質浸潤巣の大きさが1mm以下のものは，**微小浸潤癌**に分類される．

▶ 乳腺組織の正常構造（図1）

乳管・小葉には，いずれも内側の上皮細胞と外側の筋上皮細胞がみられ，二相性あるいは二層性構造を示す．間質との間は基底膜によって隔てられている．

▶ 乳癌の病理組織学的分類

乳癌は非浸潤癌，微小浸潤癌，浸潤癌およびPaget病に大別される．**非浸潤癌とは癌細胞が乳管・小葉内に限局して増殖し，間質浸潤を伴わないもの**である[1)2)]．**浸潤癌とは癌細胞が間質に浸潤するもの**で，間質浸潤の範囲が1mm以下のものは微小浸潤癌とする[1)2)]．

非浸潤癌，微小浸潤癌：非浸潤癌は乳管癌と小葉癌に分けられ，微小浸潤癌の定義はいずれにも適用される．

浸潤癌：浸潤性乳管癌と特殊型に分けられる．浸潤性乳管癌は，浸潤癌胞巣の形態から腺管形成型，充実型，硬性型，その他に分類される．

Paget病：乳癌細胞が乳頭直下の乳管から乳頭・乳輪の重層扁平上皮内に進展したものであり，ほとんどの症例で乳腺組織内にも癌を認める．

A 病理組織像（HE染色）　　B 病理組織像（HE染色）

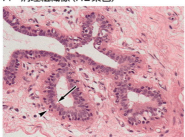 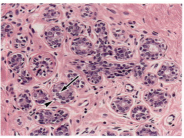

図1 30代，女性　正常乳腺　**A**：乳管，**B**：小葉
A，B：内側の上皮細胞（→）と外側の筋上皮細胞（▶）からなる二相性を示す．

▶組織型の鑑別における免疫染色の役割

浸潤癌と非浸潤癌を鑑別するために，**筋上皮細胞のマーカーであるp63, α-smooth muscle actin（α-SMA），smooth muscle myosin（SMM），CK5/6，CK14，CD10などを用いて，筋上皮細胞の存在を確認することがある**（図2, 3）[3]．非浸潤癌で，腫瘍細胞に胞巣や腺腔形成がみられるものは非浸潤性乳管癌を考える．一方で，丸く単調な核を有する，結合性に乏しい腫瘍細胞が充実性増殖するものは，非浸潤性小葉癌を鑑別する必要がある．細胞間接着分子マーカーであるE-カドヘリンやβ-カテニンなどの免疫染色が用いられ，小葉癌ではいずれも陰性あるいは減弱を示す．

A 病理組織像（HE染色）	B 病理組織像（p63の免疫染色）
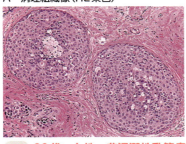	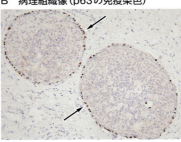

図2　60代，女性　非浸潤性乳管癌
A：癌細胞の胞巣状の増殖を認める．
B：癌胞巣の辺縁に，p63陽性の核をもつ筋上皮細胞を認める（→）．

A 病理組織像（HE染色）	B 病理組織像（p63の免疫染色）
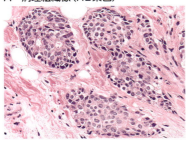	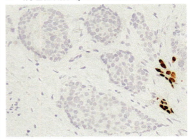

図3　30代，女性　浸潤性乳管癌
A：癌細胞の胞巣状の増殖を認める．
B：癌胞巣の辺縁に筋上皮細胞の介在はみられない．

参考文献
1) 日本乳癌学会（編）；乳腺腫瘍の組織学的分類．臨床・病理 乳癌取扱い規約，第18版．金原出版，p.27-32, 2018.
2) WHO Classification of Tumours Editorial Board: WHO classification of tumours, 5th ed. volume 2, Breast tumours. IARC Press, Lyon, 2019.
3) 伊藤智雄：免疫染色究極マニュアル．金芳堂，p.239, 2019.

（板垣 裕子，長嶋 洋治）

II 乳房超音波&マンモグラフィ鑑別診断
1 乳癌

Q25 乳癌の病理組織学的分類② 浸潤性乳管癌，浸潤性小葉癌，特殊型について教えてください．

A
- **浸潤性乳管癌**は，特殊型の定義を満たさない浸潤癌の総称で，多彩な組織形態を反映し，画像的にもバラエティに富む．

- **浸潤性小葉癌**は，腫瘍細胞個々の結合性減弱を特徴とした浸潤癌で，画像的把握には種々の困難を伴うため，診療にあたっては注意が必要である．

- **特殊型**は，比較的稀で特異な形態的特徴を示す浸潤癌で，様々な型がある．**粘液癌**は，画像的特徴が明らかな癌の代表格である．

▶ **浸潤癌の分類**

　浸潤癌は，浸潤性乳管癌と特殊型に分類される[1]．浸潤性小葉癌は特殊型のひとつであるが，生物学的にも特に重要な組織型であるため，本項では，浸潤性乳管癌，浸潤性小葉癌，特殊型に分けて解説する．

浸潤性乳管癌：浸潤癌のうち，いずれの特殊型の定義にも当てはまらない"通常型癌"で，わが国の全乳癌の約7割が相当する．浸潤性乳管癌はさらに，腺管形成型，充実型，硬性型，その他に分類されるが，その多彩さゆえ画像的にもバラエティに富む．

浸潤性小葉癌：古典的には，結合性の減弱した小型の腫瘍細胞のバラバラとした浸潤像を特徴とするが（図1-A），種々の亜型がある．わが国では近年，全乳癌の5%近くを占めるまでに増加している．多発癌，両側癌の頻度が浸潤性乳管癌よりも高い．画像的には**構築の乱れ**として描出されることが多く（図1-B, C），病変の存在あるいは範囲の正確な把握が難しいため，診断・治療に際しては細心の注意を要する．

図1-B拡大

特殊型：比較的稀で特異な形態的特徴を示す浸潤癌で，様々な型がある．特殊型のひとつである"粘液癌"は，現在，全乳癌の3〜4%と，浸潤性小葉癌に次ぐ頻度でみられる上，特徴的な画像所見を示すため例示する（図2）．

A　病理組織像（HE染色）　　　　B　MG像（MLO方向）

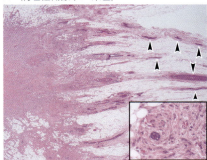
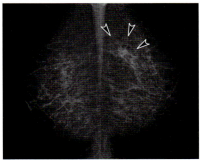

図1　50代，女性　浸潤性小葉癌

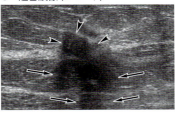

C　超音波像（Bモード）

A：組織学的に境界は不明瞭で，上皮内進展も広範に及ぶ（▶）．腫瘍細胞の結合性は緩く，孤在性あるいは索状の浸潤を示す（inset）．
B：左乳房U領域に構築の乱れが観察されるが（▶），中心部に腫瘤としての濃度はない．腫瘤範囲の正確な把握は難しく，過小評価されがちである．なお，本例は右に乳頭腫合併非浸潤性乳管癌（papilloma with DCIS）が認められ，両側乳癌であった．
C：構築の乱れを伴う不整な低エコー腫瘤が認められ（▶），後方エコーは減弱している（→）．

A　病理組織像（HE染色）　　　　B　MG像（MLO方向）

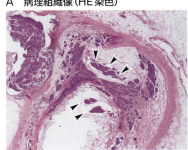
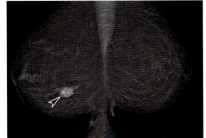

図2　70代，女性　粘液癌

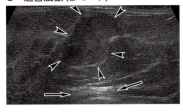

C　超音波像（Bモード）

A：組織学的に境界は明瞭で，粘液内に腫瘍細胞が胞巣を形成し，浮遊する像を示す（▶）．
B：右乳房L領域に境界明瞭な高濃度腫瘤（▶）を認める．
C：分葉形・境界明瞭な腫瘤が認められ（▶），内部は等エコー，後方エコーが増強している（→）．

参考文献 1）日本乳癌学会（編）：臨床・病理 乳癌取扱い規約，第18版．金原出版，p.24, 25, 2018.

（本間 尚子，緒方 秀昭）

II 乳房超音波&マンモグラフィ鑑別診断
1 乳癌

Q26 乳癌のTNM分類について教えてください．

- 乳癌のTNM分類は，**臨床病期（stage）分類**であり，おおよその予後予測の基盤となる．
- **臨床T因子**（原発巣の大きさ）（表1），**臨床N因子**（領域リンパ節への転移の有無と転移の範囲）（表2），**臨床M因子**（遠隔転移の有無）の3因子に基づき，表3, 4のように分類される[1)2)]．

▶乳癌のTNM分類

　乳癌の進行度（臨床病期；stage）を表す指標にTNM分類がある．TNM分類では，原発巣にある腫瘍の大きさや広がりを示す臨床T因子（tumor；腫瘍），リンパ節への転移の有無や腫瘍の広がりを示す臨床N因子（node；リンパ），遠隔転移の有無を示す臨床M因子（metastasis；転移）という3つの構成要素から腫瘍を評価する．TNM分類は「T1」「T2」…と数字で大別され，数字が大きくなるほど乳癌が進行していることを示す．

　臨床T因子は，基本的に腫瘍の大きさ（浸潤径）で規定される．胸壁固定はT4に

表1 乳癌の臨床T因子：原発巣

	大きさ	胸壁固定	皮膚の浮腫，潰瘍，衛星皮膚結節
TX	評価不可能		
Tis	非浸潤癌あるいはPaget病（浸潤を伴わない場合）		
T0	原発巣を認めず		
T1mi	≦1mm	-	-
T1a	1mm＜ ≦5mm		
T1b	5mm＜ ≦10mm		
T1c	10mm＜ ≦20mm		
T2	20mm＜ ≦50mm	-	-
T3	50mm＜	-	-
T4a	大きさを問わず	+	-
T4b		-	+
T4c		+	+
T4d	炎症性乳癌（腫瘤を認めず，皮膚のびまん性発赤，浮腫，硬結を示すもの）		

（文献1）より改変して転載）

分類されるが，胸壁は肋骨・肋間筋・前鋸筋であり胸筋を含まないため，**腫瘍の胸筋への直接浸潤は胸壁固定とはみなされない**．また，『乳癌取扱い規約，第18版』[1]では，UICC（Union for International Cancer Control）/TNM分類[2]との整合性を重視しているが，腋窩リンパ節レベルⅠの取り扱いに違いがある．腋窩リンパ節レベルⅢと鎖骨下リンパ節を区別することなく，"レベルⅢ"としている[1]．

TNM分類は，サブタイプ分類（次項2-1-Q27参照）と対比的に，解剖学的病期分類（anatomic stage）と称される場合がある．従来は，診断時のstage別で予後が規定されていたため，その予後改善を目的とした治療方針もstage別で規定されていた．現在は，サブタイプ分類，**オンコタイプDX**に代表される多遺伝子アッセイ，術前化学療法の治療効果（遺残癌の有無）に応じて，推奨治療方針が総合的に決定される．このため，解剖学的TNM分類にgrade，エストロゲン受容体（estrogen receptor；ER），プロゲステロン受容体（progesterone

表2 乳癌の臨床N因子：領域リンパ節

	同側腋窩リンパ節 レベルⅡ，Ⅲ		内胸リンパ節	同側腋窩リンパ節 レベルⅢ	同側鎖骨上リンパ節
	可動	周囲組織への固定 あるいはリンパ節癒合			
NX	評価不可能				
N0	−	−	−	−	−
N1	+	−	−	−	−
N2a	−	+	−	−	−
N2b	−	−	+	−	−
N3a	+/−	+/−	+/−	+	−
N3b	+ または +		+	−	−
N3c	+/−	+/−	+/−	+/−	+

（文献1）より転載）

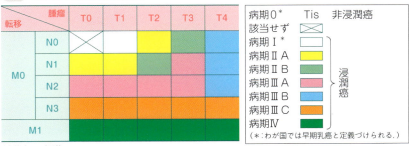

表3 乳癌の臨床病期分類表

（文献1）より転載）

receptor；PgR），human epidermal growth factor receptor 2 (HER2)を加味するclinical prognostic stage，さらには，オンコタイプDX乳がん再発スコア®プログラムの再発スコアを考慮するpathological prognostic stageを提唱しているAJCC（American Joint Committee on Cancer）分類[3]のように，実臨床により即した病期分類が求められている．

表4 乳癌のstage分類表（UICC，第8版）

0	Tis	N0	M0
ⅠA	T1(T1mi, T1a, T1b, T1c)	N0	M0
ⅠB	T0, T1	N1mi	M0
ⅡA	T0, T1	N1	M0
	T2	N0	M0
ⅡB	T2	N1	M0
	T3	N0	M0
ⅢA	T0, T1, T2	N2	M0
	T3	N1, N2	M0
ⅢB	T4(T4a, T4b, T4c, T4d)	N0, N1, N2	M0
ⅢC	Any T	N3	M0
Ⅳ	Any T	Any N	M1

（N0：遠隔転移なし，M1：遠隔転移あり）
（文献2）より転載）

○ ○ ○ ○ ○ ○ ○ **Memo** ○ ○ ○ ○ ○ ○ ○

▶ **オンコタイプDX乳がん再発スコア®プログラム（多遺伝子発現アッセイ）**

● 乳癌腫瘍組織の21遺伝子の発現（mRNA）を検査し，結果は0〜100の数値で表す「再発スコア」で示される．スコアが高いほど再発しやすい．結果をもとに予後や化学療法の効果を予測する．2023年9月より保険適用となった．

参考文献 〉1）日本乳癌学会（編）；臨床・病理 乳癌取扱い規約，第18版．金原出版，p.4-6, 2018.
2）Brierley JD, et al（eds）；TNM classification of malignant tumours, 8th ed. Wiley Blackwell, p.157, 2017.
3）Badve SS, et al: Part XI Breast. AJCC cancer staging manual, 8th ed. The American College of Surgeons. available at: http://www.breastsurgeonsweb.com/wp-content/uploads/downloads/2020/10/AJCC-Breast-Cancer-Staging-System.pdf

（田辺 真彦）

1 乳癌

Q27 乳癌のサブタイプ分類について教えてください．

- 遺伝子発現で分類される**内因性サブタイプ**と，臨床病理学的に分類される**臨床的サブタイプ**があり，予後や薬剤感受性が異なり，治療方針決定のため，重要な要素である．
- 内因性サブタイプには，**luminal A と B，HER2-enriched，basal-like，claudin-low** などがある．
- 臨床的サブタイプには，**luminal A-like と B-like，HER2，triple negative** があり，内因性サブタイプに近似する．
- 今後，**HER2-low** という概念により，臨床的サブタイプ分類が改訂される可能性がある．

▶乳癌のサブタイプ分類の概要

乳癌のサブタイプ分類には，遺伝子発現パターンによる**内因性サブタイプ**と，病理検体を用いた免疫組織化学染色（immunohistochemistry；IHC）や in situ hybridization（ISH）法の組み合わせ，および臨床事項を加えた**臨床的サブタイプ**がある．

内因性サブタイプ：Perou ら[1]，496遺伝子サブセットを用いた網羅的遺伝子発現解析を行い，浸潤性乳癌をER+/luminal-like，basal-like，Erb-B2+，normal breastの4つに分類することを提唱した．さらに，ER+/luminal-likeは少なくともluminal Aとluminal Bに大別されることが報告された．2010年には，予後不良で間葉系かつ乳腺幹細胞の特徴を有するclaudin-lowという新たなサブタイプが追加された．このような内因性サブタイプごとに予後予測や治療方針を構築することが望ましいが，実臨床において網羅的遺伝子発現解析を導入することは困難であり，内因性サブタイプに近似する**臨床的サブタイプ分類を用いることが一般的**である．

臨床的サブタイプ：ホルモン受容体（HR）のエストロゲン受容体（ER）とプロゲステロン受容体（PR），HER2をIHCで評価し，必要に応じてHER2判定にISHを加えることで分類される（**表1**）[2,3]．HR陽性HER2陰性は**luminal**とされ，増殖能（Ki-67）や組織学的異型度（histological grade；HG），腫瘍量

表1 臨床的サブタイプを規定する病理組織学的因子と内因性サブタイプとの関連

内因性サブタイプ	臨床的サブタイプ	HR, HER2, その他の病理組織学因子
luminal A	luminal A-like	HR(＋), HER2(－), 増殖能, 異型度, 腫瘍量のすべて低値
luminal B	luminal B-like	HR(＋), HER2(－), 増殖能, 異型度, 腫瘍量などから総合的に判断
	luminal HER2	HR(＋), HER2(＋)
HER2-enriched	HER2	HR(－), HER2(＋)
basal-like	triple negative	HR(－), HER2(－)
claudin-low		

（文献2)3)を元に作成）

などにより，さらにluminal A-likeとluminal B-likeに分類される．それぞれ内因性サブタイプのluminal Aとluminal Bに類似する[2]．HR陽性HER2陽性はluminal HER2 type [luminal B-like (HER＋)] とされ，内因性サブタイプのluminal Bに相当する．HR陰性HER2陽性は**HER2 (non-luminal)** とされ，内因性サブタイプのHER2-enrichedに相当する．HR陰性HER2陰性は**triple negative**とされ，内因性サブタイプのbasal-likeとclaudin-lowに類似し，一般的に悪性度が高く予後不良とされる．

薬物治療は，HR陽性では内分泌療法，HER2陽性では化学療法＋抗HER2療法，いずれも陰性であれば化学療法（＋免疫チェックポイント阻害薬）を選択することが多い．近年，トラスツズマブデルクステカンという抗体薬物複合体 (antibody-drug conjugate；ADC) が，HER2陽性 (IHC 3＋) だけでなく，HER2-low (IHC 1＋ or IHC 2＋/*ISH*遺伝子増幅なし) 乳癌に対しても予後を改善することが示された[4]．今後，HER2-lowという概念を含むサブタイプ分類に変化していく可能性がある．

▶ 臨床的サブタイプにおける画像所見と病理組織学的特徴[3)5)6)]

luminal：比較的腫瘍径が小さく，**マンモグラフィ (MG) では通常スピキュラ (spiculation, 次項2-1-Q28参照) を伴う腫瘤**として描出される．**乳房超音波検査では，境界不明瞭 (境界部高エコーを含む) な腫瘤で後方エコーは減弱する**ことが多い．luminal A-like（**図1**）とluminal B-like（**図2**）の画像所見は類似することも多いが，luminal A-likeと比較してluminal B-likeの腫瘍は通常サイズも大きく，分葉状や不規則な形状を呈し，バスキュラリティ (vascularity) が高いなど異なる点も存在する．

病理組織学的に，**luminal A-likeは腺腔形成性あるいは篩状・索状・小胞巣状に増殖する腫瘍細胞が，線維性に周囲の脂肪組織に浸潤する像**が典型的である．画像所見におけるスピキュラを伴う境界不明瞭な腫瘤は，このような特徴を反映している．その他，乳頭状増殖を示す癌，上皮内はcomedo壊死（後述）に乏しく，低異型度上皮内癌が主体で一部に浸潤を認める上皮内優位な浸潤癌，粘液を有し

A　MG像　　　　　　　B　超音波像

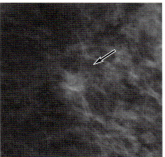
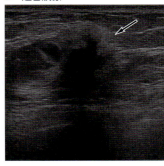

C　病理組織像（HE染色，右下図：IHC法）

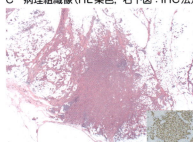

図1　luminal A-like乳癌

A：スピキュラを伴う辺縁微細鋸歯状の高濃度腫瘤（→）を認める．
B：境界部高エコーを伴う境界不明瞭な不整形低エコー腫瘤（→）で，後方エコー減弱を示す．
C：脂肪組織へ不規則な浸潤を示す腫瘍を認める．
右下inset：ERは腫瘍細胞に高発現を示す．

A　MG像　　　　　　　B　超音波像

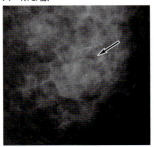
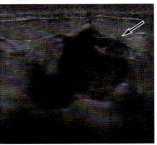

C　病理組織像（HE染色，左上図：IHC法）

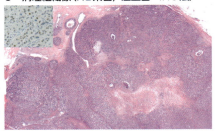

図2　luminal B-like乳癌

A：局所的非対称性陰影（FAD）と微小円形石灰化の集簇を認める（→）．
B：境界明瞭粗ぞうな低エコー腫瘤（→）で後方エコーは増強し，境界不明瞭な低エコー域が連続する．
C：比較的圧排性に分葉状増殖を示す腫瘍を認める．腫瘍中心部は浮腫状の間質変性を伴う．
左上inset：腫瘍細胞の核にERの不均一な発現を示す．

A MG像

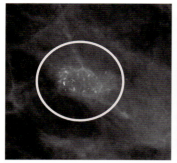

B 超音波像

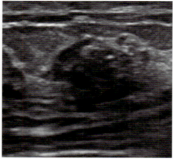

図3-A拡大

C 病理組織像（HE染色，右下図：IHC法）

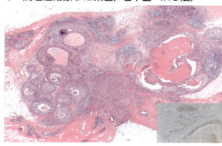

図3　HER2陽性乳癌
A：多形性石灰化の集簇を伴う局所的非対称性陰影（FAD）を認める（○印）．
B：点状高エコーを伴う低エコー域がみられる．
C：comedo壊死を伴うDCIS優位に増殖し，部分的に周囲に浸潤を示す．右下inset：癌細胞の膜にHER2の発現を認める．

膨張性増殖を来す粘液癌などが含まれる．**luminal B-like乳癌は，腺腔形成の不明瞭化，充実性増殖，comedo壊死を含む上皮内癌の混在など多彩な組織像を呈し**，HGやKi-67が高いだけでなく，HRが低発現であることが多い．

　HER2（図3）：MGでは多くが微小石灰化を伴う病変として描出される．超音波では，しばしば点状高エコーを伴う低エコー域もしくは微細分葉状腫瘤として描出される．
　病理組織学的には，**comedo壊死を伴う上皮内主体に腫瘍細胞が増殖し，浸潤部を含み腫瘤を形成する組織像が典型的**である．comedo壊死とは，上皮内に増殖した癌巣内に生じた壊死物質であり，その壊死物質に石灰化が生じ，**MGでの微小石灰化や超音波での点状高エコーとして描出される**．
　triple negative（図4）：比較的腫瘍径が大きく，MGでは一般的に石灰化を伴わない腫瘤として描出される．超音波では境界明瞭な円形～楕円形もしくは微細分葉状の腫瘤として描出され，後方エコー増強を伴い，バスキュラリティが高い．**形態的に良性腫瘍に類似するため見逃しに注意が必要**である．
　病理組織学的には様々な組織型が存在するが，内因性サブタイプの**basal-**

A MG像	B 超音波像	C 病理組織像（HE染色）
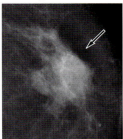	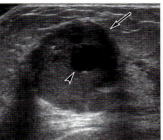	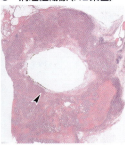

図4 triple negative乳癌

A：辺縁微細鋸歯状の高濃度腫瘤（→）を認める．
B：境界明瞭粗ぞうな分葉状低エコー腫瘤（→）で，後方エコー増強および内部に囊胞変性（▶）を示す．
C：腫瘍中心に無細胞領域（▶）を伴い，辺縁に扁平上皮への分化を示す腫瘍細胞の圧排性増殖を認める．

likeに相当する典型例では，腫瘍辺縁に癌細胞が存在し，中心部は無細胞を呈する．これは増殖スピードが速いため，腫瘍内部が低酸素状態で梗塞変性や壊死を伴うからである．

多様な集団であるが，トランスクリプトーム解析により少なくとも4つ以上のサブタイプに分類され，basal-like, immunomodulatory, mesenchymal, mesenchymal stem-like, luminal androgen receptor, unstableなどがある[7]．これらのサブタイプによって画像所見や予後が異なることが示唆されている．

参考文献
1) Perou CM, et al: Molecular portraits of human breast tumours. Nature 406: 747-752, 2000.
2) Coates AS, et al: Tailoring therapies improving the management of early breast cancer St Gallen International Expert Consensus on the Primary Therapy of Early Breast Cancer. Ann Oncol 26: 1533-1546, 2015.
3) 山口 倫：乳癌サブタイプと乳腺病理―これからの画像診断，乳腺診療のために．アトムス，2019．
4) Modi S, et al: Trastuzumab deruxtecan in previously treated HER2-low advanced breast cancer. N Engl J Med 387: 9-20, 2022.
5) Ian TWM, et al: Role of mammogram and ultrasound imaging in predicting breast cancer subtypes in screening and symptomatic patients. World J Clin Oncol 12: 808-822, 2021.
6) Shaikh S, et al: Predicting molecular subtypes of breast cancer with mammography and ultrasound findings: introduction of sono-mammometry score. Radiol Res Pract 2021: 6691958, 2021.
7) Lehmann BD, et al: Identification of human triple-negative breast cancer subtypes and preclinical models for selection of targeted therapies. J Clin Invest 121: 2750-2767, 2011.

（原 勇紀，山口 倫）

II 乳房超音波&マンモグラフィ鑑別診断

1 乳癌

Q28 典型的な乳癌の画像所見①
スピキュラを有する乳癌の
画像所見を教えてください．

- マンモグラフィ（MG）で**スピキュラ（spicula）を有する不整形腫瘤陰影**は，**乳癌**の典型像である．超音波検査によるスピキュラを有する乳癌の画像所見は，**後方エコーの減弱**を特徴とする．
- 浸潤性乳管癌の硬性型や浸潤性小葉癌が代表的である．

▶ MG画像所見

スピキュラとは，病変に対して垂直に伸びる棘状突起のことを指す．MGで腫瘤を認めた場合，腫瘤の形状，濃度，境界および辺縁を評価することが重要となる．**辺縁にスピキュラを有する腫瘤（図1-A）は，典型的な乳癌のMG画像所見**である．

周囲組織に浸潤性に増殖し，線維増生が強く，Cooper靱帯などの周囲の組織を引き込むことにより，スピキュラが形成される（図1-B）．スピキュラを有す

A　MG像（MLO方向）

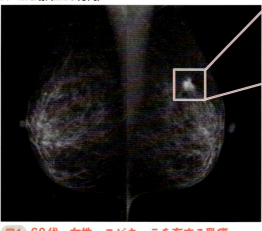

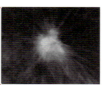

B　病理組織像（HE染色）

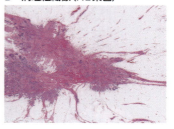

図1　60代，女性　スピキュラを有する乳癌

A：左乳房U領域に高濃度の不整形腫瘤を認める．拡大すると，腫瘤辺縁にスピキュラを認める．
B：周囲組織を引き込むように浸潤し，辺縁は不整でスピキュラを形成している．内部は浸潤性が強く，反応性の線維化を生じている硬性型の所見である．HR陽性，HER2陰性の乳癌である．

る乳癌としては，浸潤性乳管癌の硬性型が代表的であり，頻度は低いが浸潤性小葉癌もこの形状を示すことがある．

▶ 超音波画像所見

超音波検査にて腫瘤を認めた場合，形状，辺縁，境界エコー，内部エコー，後方エコー，外側陰影，腫瘤の縦横比（D/W比）を評価する．中でも，腫瘍の後方エコーは腫瘍内部での超音波の減衰の程度を表し，線維成分が多い腫瘍は超音波が減衰するため，後方エコーは減弱し（図2），囊胞や細胞成分が密な腫瘍は超音波をよく透過させるため，後方エコーは増強する（図3）．後方エコーは良悪性の鑑別ではなく，腫瘍像の推定に役立つと考えられるが，後方エコーの減弱を認める腫瘤の約80％が悪性であったと報告される[1]．**スピキュラを特徴とする硬性型や浸潤性小葉癌では，線維成分が多いため，後方エコーは減弱する傾向にある**．対して，細胞，液性成分が豊富な充実型，粘液癌，髄様癌では，後方エコーは増強する傾向にある[2]．

超音波像

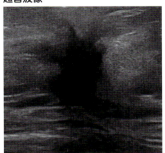

図2 60代，女性　スピキュラを有する乳癌（浸潤性乳管癌），図1と同一症例
腫瘤の後方エコーは減弱している．

超音波像

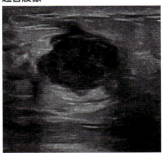

図3 50代，女性　非典型的なスピキュラを呈した乳癌（髄様癌）
腫瘤の後方エコーは増強している．

Memo

▶ スピキュラを伴う良性病変
- 手術瘢痕，脂肪壊死，硬化性腺症，放射状瘢痕，膿瘍などの良性病変は，スピキュラを伴う腫瘤として認識されることがある．炎症の修復機序による線維化により，スピキュラが形成される．

参考文献
1) Watanabe T, et al: B-mode ultrasound diagnostic flowchart foe solid breast masses: JABTS BC-01 study. J Med Ultrason 48: 71-81, 2021.
2) 日本乳腺甲状腺超音波医学会（編）；乳房超音波診断ガイドライン，改訂第4版．南江堂，p.82, 2020.

（地曳 典恵）

II 乳房超音波&マンモグラフィ鑑別診断

1 乳癌

典型的な乳癌の画像所見②

Q29 境界が不明瞭な腫瘤の画像所見を教えてください．

A
- **境界不明瞭**と表現される腫瘤は，**辺縁の一部または全体**が周囲組織と**明瞭に区分されない**ものである．
- 腫瘤（病変）の周囲への**浸潤**あるいは**進展**により，**辺縁が追えない**状態が考えられ，**乳癌**を疑う．

▶ 腫瘍の境界部の評価

　腫瘍の境界部は，腫瘍部分と非腫瘍部分が接する部位であり，**辺縁（境界付近の腫瘍部分）・境界（腫瘍と非腫瘍部の接する面）・周辺（腫瘍に近い非腫瘍部）**の3つに区分され[1]，境界の性状は，境界明瞭（平滑・粗ぞう）・境界不明瞭の2つに分類される．境界不明瞭な腫瘍は，腫瘍部分から非腫瘍部分への変化が明らかにできないものであり，腫瘍の周囲への浸潤あるいは進展のために境界が明確とならない状態であると考えられ，浸潤を伴う乳癌を疑う所見となる．

　検診マンモグラフィ（MG）で認められる境界不明瞭な腫瘤は，**カテゴリー3以上**とされ要精査の対象となる．精密検査機関で行う診断MGは，通常のMGに加え，トモシンセシスやスポット撮影を行うことによって，辺縁所見が明確になることがある．MGで指摘された腫瘤の評価には，超音波検査が有用となり，境界に加え境界部高エコー（halo）・前方境界線の断裂・点状高エコー・形状（不整形）・縦横比（D/W比＜0.7）の有無を評価し，総合的なカテゴリー判定を行い，生検の必要性を判断する．

　境界不明瞭な腫瘍の大部分（超音波検査で76%[1]，MGで44%[2]）は，浸潤性乳管癌［硬性型（図1），腺管形成型］，浸潤性小葉癌（図2）など悪性腫瘍であり，感染・炎症・外傷・脂肪壊死による病変でもみられるが頻度は低く，**画像ガイド下生検が必要となる**．

図1-AB，2-AB 拡大

参考文献 1) 日本乳腺甲状腺超音波医学会（編）: 乳房超音波診断ガイドライン，改訂第4版．p.79, 南江堂, 2020.
2) Liberman L, et al: The breast imaging reporting and data system: positive predictive value of mammographic features and final assessment categories. AJR 171: 35-40, 1998.

A　MG像（MLO方向）　B　MG像（CC方向）　C　超音波像

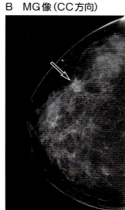
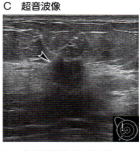

D　病理組織像（HE染色）

図1　40代，女性　浸潤性乳管癌，硬性型

乳がん検診でマンモグラフィ要精査となった．
A，B：右乳房M-O領域にスピキュラを伴う腫瘤を認める（→）．
C：右乳房10時方向M領域に境界不明瞭な低エコー腫瘤を認める．前方境界線断裂あり（►），haloは判然としない．
D：手術検体の病理結果は，浸潤性乳管癌，硬性型であった．核濃染・腫大を示す異型細胞が，小胞巣状〜索状構造を形成しながら増殖し，癌は乳腺外脂肪へ浸潤している（→）．

A　MG像（MLO方向）　B　MG像（CC方向）　C　超音波像

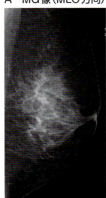
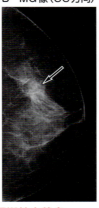
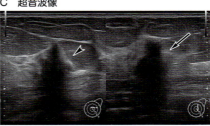

D　病理組織像（HE染色）

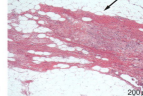

図2　70代，女性　浸潤性小葉癌

左乳房に腫瘤を自覚．
A，B：MLO（**A**）では腫瘤は判然としないが，CC（**B**）ではO領域に境界不明瞭な腫瘤を認める（→）．
C：左乳房1時方向M領域に境界不明瞭な低エコー腫瘤．前方境界線断裂（►）およびhaloを認める（→）．
D：手術検体の病理結果は浸潤性小葉癌であった．異型細胞が，索状・一部個細胞性に浸潤し，癌は脂肪織まで浸潤している（→）．

（原田 成美，石田 孝宣）

II 乳房超音波&マンモグラフィ鑑別診断

1 乳癌

典型的な乳癌の画像所見③

Q30 境界が微細鋸歯状の腫瘤の画像所見を教えてください．

A
- マンモグラフィ（MG）で腫瘤の境界が比較的明瞭であるが，辺縁に細かい毛羽立ちを認める所見を"微細鋸歯状"と表現する．
- 境界が微細鋸歯状の腫瘤は，周囲への癌細胞浸潤を反映したMG所見である．
- MGで境界が微細鋸歯状を示す腫瘤は，原則としてカテゴリー4と判定され，悪性を疑う所見のひとつである．

▶ MGにおける境界および辺縁の評価

MGでは，腫瘤の境界および辺縁の性状を表現する所見として，比較的平滑明瞭な境界を呈するが，よくみると細かく凹凸不整である場合を"微細分葉状"，細かい毛羽立ちを有するものを"微細鋸歯状"と分類する[1]（図1-A～C，動画1）．

図1
70代，女性 右乳癌，辺縁微細鋸歯状腫瘤

A　MG像（MLO方向）　B　MG像（CC方向）　C　3D-MG像

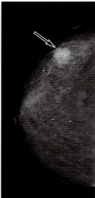
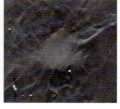

D　超音波像（Bモード）

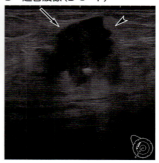

A，B：右乳房MU-O領域に，境界が比較的明瞭な高濃度腫瘤（→）を認める．辺縁の評価によって，カテゴリー判定を決定する．
C：腫瘤拡大像．腫瘤の辺縁には細かい毛羽立ちが認められ，辺縁微細鋸歯状を呈する．
D：不整形低エコー腫瘤像の境界は明瞭粗ぞう（→）で，一部に境界部高エコー（halo）形成がある（▶）．

図1-A～C 拡大

微細鋸歯状を呈する腫瘤は原則カテゴリー4と判定されるが，腫瘍の形状・濃度や背景乳房の構成に応じて，カテゴリー3または5とする場合もある[1]．

動画1　微細鋸歯状腫瘤の3D-MG像（MLO方向）

▶ 辺縁微細鋸歯状乳癌の超音波画像所見

　微細鋸歯状を呈する腫瘤は，超音波像では境界明瞭粗ぞうな腫瘤であり，周囲脂肪織への浸潤を呈する部位では，境界部高エコー（halo）を認める（図1-D）［COLUMN「境界部高エコーのできるしくみ」p.114参照］．

▶ 辺縁微細鋸歯状腫瘤の病理組織像との対比

　図1で描出される乳癌病変のHE標本病理組織像を，図2に示す．病理学的には，癌細胞が周囲組織に浸潤する程度や範囲が，MGの境界および辺縁の所見に反映されるため，微細鋸歯状辺縁を呈する腫瘤は積極的に悪性を示唆する所見とされる．

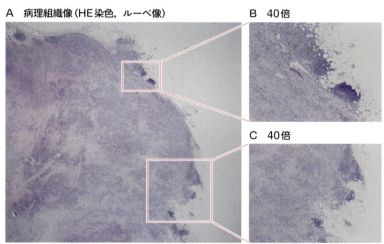

図2　手術標本の病理組織像（図1と同一症例）
A～C：境界明瞭な腫瘍境界の一部に，癌細胞が周囲へ浸潤する像を認める．

参考文献 1）日本医学放射線学会・他（編）；マンモグラフィガイドライン，第4版．医学書院，p.41, p.77, 2021．

（恵美 純子）

II 乳房超音波&マンモグラフィ鑑別診断
1 乳癌

Q31 **境界明瞭**でも**悪性**の場合はありますか？

A ● 囊胞内癌，粘液癌，充実型の浸潤性乳管癌など圧排性発育する乳癌，サブタイプ別ではトリプルネガティブ乳癌などの異型度の高い乳癌で，境界明瞭平滑な腫瘤を呈することがある．

▶ マンモグラフィ(MG)における境界明瞭な腫瘤

　境界明瞭な腫瘤の多くは囊胞や線維腺腫であるが，圧排性発育する乳癌や悪性リンパ腫，転移性腫瘍などでも同様の所見を呈する．トリプルネガティブ乳癌などの異型度の高い乳癌が含まれるため，注意を要する[1]．高齢者においては，線維腺腫や囊胞はかなり稀で粘液癌や囊胞内癌の頻度が高くなるため，境界明瞭であっても高濃度腫瘤は要注意である．また，BRCA1病的バリアントを有する場合もトリプルネガティブ乳癌が多いため，小さくても悪性を考慮する必要がある（図1）(p.143-144, 2-1-Q39参照)．

▶ 超音波における境界明瞭な腫瘤

　境界明瞭な腫瘤は内部の特徴から，囊胞内腫瘤と充実性腫瘤に分けられる．
　囊胞内腫瘤の良悪性の鑑別は画像的に困難なことが多いが，内部の充実性部分の形状が良悪性の鑑別のポイントになる．**囊胞内癌では充実性部分が囊胞壁をはうように広がり，立ち上がりがなだらかな広基性を示す**（図2）．内部に液面形成を認めた場合，

MG像(MLO方向)

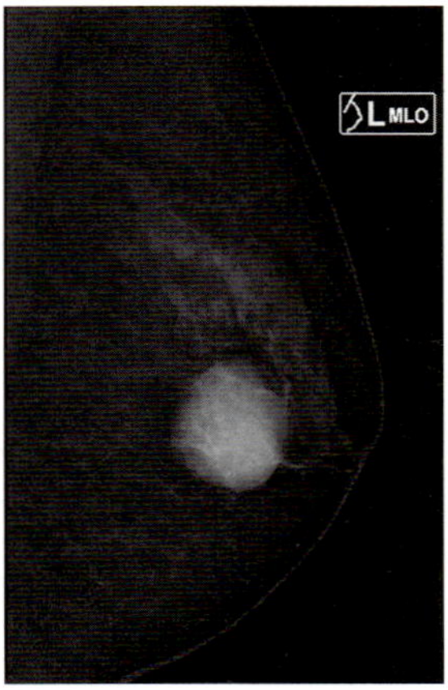

超音波像

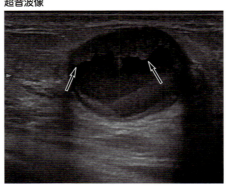

図1 70代，女性　粘液癌
乳頭レベルに境界明瞭平滑な楕円形の高濃度腫瘤を認める．

図2 80代，女性　囊胞内癌
内部に立ち上がりなだらかな広基性の腫瘤（→）を認める．

超音波像

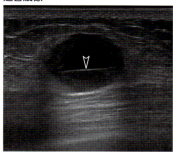

図3 60代，女性　トリプルネガティブ乳癌
腫瘍内部の壊死による囊胞変性と，出血を疑う液面形成（►）を認める．

超音波像

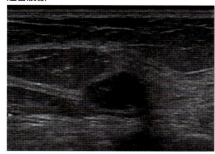

図4 60代，女性　非浸潤性乳管癌
囊胞内を占拠する癌細胞により，充実性の低エコー腫瘤として描出される．

超音波像

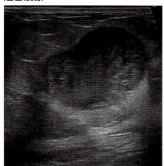

図5 70代，女性　粘液癌
内部やや不均一な脂肪と等エコーを示し，後方エコーが増強している．

超音波像

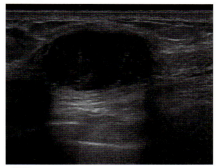

図6 60代，女性　浸潤性乳管癌，HER2陽性乳癌
密な腫瘍細胞増殖を反映して腫瘍内部は低エコーを呈し，後方エコーは増強する．

より悪性を考える．また，**トリプルネガティブ乳癌など腫瘍内部に高度な壊死や変性を伴う浸潤癌では，腫瘍内部の壊死を無エコー域として認め，囊胞内癌と類似したエコー所見を呈する**こともある（**図3**）．

境界明瞭平滑な充実性腫瘤の約90％は良性であるが，縦横比（D/W比）が大きいものや分葉形のものは悪性の可能性がある[2]．非浸潤性乳管癌のように乳管壁や囊胞壁に囲まれた腫瘤や，粘液癌，充実型の浸潤性乳管癌などの圧排性発育を示す腫瘤が，ここに含まれる（**図4～6**）．

粘液癌は粘液湖内に病巣が浮遊しており，これを反映して内部は高～等エコーを呈し，後方エコーが増強する．充実型の浸潤性乳管癌は，密な腫瘍細胞増殖を反映して腫瘍内部は低エコーを呈し，後方エコーは増強することが多い．

参考文献 1) 日本医学放射線学会・他（編）；マンモグラフィガイドライン，第4版．医学書院, p.75, 76, 2021.
2) 日本乳腺甲状腺超音波医学会（編）；乳房超音波診断ガイドライン，改訂第4版．南江堂, p.79, 2020.

（石垣 聡子，佐竹 弘子，増田 慎三）

II 乳房超音波&マンモグラフィ鑑別診断

1 乳癌

COLUMN **境界部高エコーができるしくみ**

"境界部高エコー (halo)" は,腫瘍の良悪性鑑別診断に用いられる超音波所見・アーチファクトのひとつで,腫瘍周囲への細胞浸潤の存在によると考えられている.本項では,このしくみ(原理)について解説する.

超音波画像構成の基本

まず,"超音波像での高エコー"について理解するために,超音波画像構成の基本を簡単に説明する.超音波検査装置において,超音波ビームはプローブから対象臓器,対象病変へ照射される.途中のインピーダンス差があるところで,超音波は反射され,プローブに戻ってくる.対象に反射されて返ってくる時間を地点ごとに計測し,音速をかけることで距離を算出し,モニタ上に表示することで作成される画像が"超音波Bモード像"である.つまり,超音波像は超音波ビームの反射を集めて作成した画像である.これは,船舶で使用される"海中ソナー"が海底や魚群に当たってソナーに返ってきた時間から画像化することと同じイメージである.この"海中ソナー"から想像すれば,超音波像における"高エコー"とは,この反射が部分的に強く反射されている何かがある領域だといえるだろう.

"高エコー"となる原因

"高エコー"となる原因には,次の2つの理論が挙げられる.

①境界部の反射エネルギー増大

ひとつは反射体(反射を起こす対象病変,乳腺腫瘍など)のインピーダンスが,ビーム進行方向の直前の組織(脂肪組織など)のインピーダンスと大きく異なり,境界部でのビームの反射エネルギーが大きくなった場合である."濃縮嚢胞の膜に沈着した石灰化"や"comedo乳癌の壊死性石灰化"などの"高エコー"がこれに当たる.

②群散乱体の形成

もうひとつは,反射体が近距離に集簇していて,"群散乱体"を形成している場合である.この場合,最初の"群散乱体"で反射された超音波は四方に散乱し,複数の群散乱体間で反射を繰り返すため,反射された超音波は何度かの拡散後,プローブ方向に戻っていくことになる.超音波ビーム方向に対して,プローブ方向

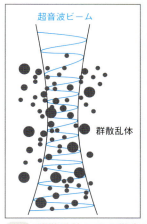

図1 群散乱体による後方散乱原理の模式図
（文献1）より転載）

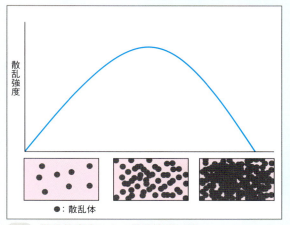

図2 散乱体密度による散乱強度の違い
（文献1）より転載）

に散乱した超音波が"戻る"ことになるため，超音波用語では後方散乱（バックスキャッタリング）といわれる（図1）[1]．

画像としては特定の"反射体"での反射に比べ，周囲のやや低いエコーレベルに対しての"高エコー"帯として描出される．そして，このエコーレベル（散乱強度）は，"群散乱体"と周囲脂肪組織の密度比率が丁度よい場合に最も高くなり，粗であっても，密すぎてもエコーレベルは低くなると考えられている（図2）[1]．周囲脂肪組織への浸潤を伴う浸潤癌で"境界部高エコー"が目立つのは，**腫瘍細胞塊による"群反射体"と脂肪組織のインピーダンス差での距離感が，後方散乱に最も適しているため**と思われる．当然，腫瘍細胞塊だけでなく，炎症細胞塊などでも"境界部高エコー"が形成されることも想定されるので，注意していただきたい．

"境界部高エコー"の病変

実際の"境界部高エコー"の病変を提示する（図3）．病理組織像（HE染色）の腫瘍境界部では，脂肪細胞の中に腫瘍集塊が浸潤している（図3-C）．この腫瘍集塊が群反射体として後方散乱を生じ，Bモード像での収容周囲の"境界部高エコー"を形成している（図3-A）．同部の固定標本割面では，白色の腫瘍周囲に橙色に描出される層が相当する（図3-B）．脂肪と腫瘍集塊が混ざった色調と理解していただきたい．

A 超音波像（Bモード）	B 固定標本切除断面像	C HE固定標本プレパラート像
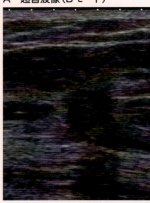	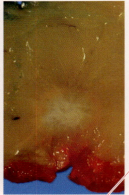	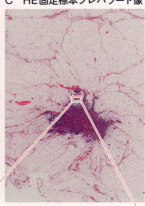

D 腫瘍細胞塊の散在部拡大像

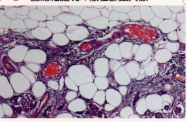

図3 境界部高エコーを有する浸潤性乳管癌

A：多型〜不整型の小さな腫瘤がみられる．腫瘤周囲，特に腫瘤の皮膚側に，薄い"境界部高エコー"が認められる．

B：腫瘍周囲の脂肪組織が，やや離れた部位の脂肪組織に比べ，オレンジ色の帯として認められる．同部が，超音波像での"境界部高エコー"の領域である．

C：腫瘍周囲の脂肪組織内に小さい粒のような腫瘍細胞塊が散在している．

D：小さい粒のような腫瘍細胞塊がみられる．脂肪組織中に腫瘍細胞塊集合体が"群反射体"として浮かんでいるようになっており，この構造のため，超音波像で後方散乱現象を生じ，"境界部高エコー"が形成される．

参考文献 1）日本乳腺甲状腺超音波医学会（編）；乳房超音波診断ガイドライン，改訂第4版．南江堂，p.64, 65, 2020.

（中島 一毅）

1 乳癌

Q32 乳房超音波で小さくても注意が必要な腫瘤はありますか？

A
- サイズにこだわらず注意が必要な形状として，カテゴリー3の**形状不整，浸潤所見**（辺縁高エコー）がある．
- カテゴリー2でも**術後の新出病変**や，術前MRI検査で指摘され，**セカンドルック超音波検査にて検出できた場合**は針生検を検討する．

▶乳房超音波検査要精密検査の基準

充実性パターンでは明らかな浸潤所見，すなわち，乳腺境界線の断裂あるいは境界部高エコー像（halo）の形成のいずれかを認める場合は，浸潤癌のことが多い．

『乳房超音波診断ガイドライン，改訂第4版』[1]では，腫瘤の要精検の基準（p.64, 1-3-Q16 図1参照）を次のように定めている．

5mm以下の腫瘤：原則**カテゴリー2**とされる．万一，その腫瘤が悪性であったとしても，次回の検診で拾い上げれば生命予後不良とならずに検出できると考え，カテゴリー2と判定して要精検としない．ただし，**形状不整・浸潤所見では，小さな浸潤癌あるいは非浸潤癌の可能性があり，カテゴリー3とする場合もある**．

5mmより大きく10mm以下の腫瘤で，縦横比（D/W比）が0.7より小さいもの：カテゴリー2とするが，10mm以下でもD/W比の小さい浸潤癌もあり，**形状不整・浸潤所見を認める際には，カテゴリー3として要精検とする**．

10mm以上の腫瘤でD/W比が0.7以上のもの：浸潤癌の可能性を考え，カテゴリー3もしくは4とする．

▶乳癌術前精査や術後定期検査の場合

また，乳癌術前の精査や術後の定期検査時には，通常の検診時よりも要精査の対象を広げる必要がある．乳癌術前にはMRIを行い，既存の乳癌の広がり診断や，マンモグラフィ（MG）や超音波検査で指摘されなかった多発病変（MRI-detected lesion）がないかを確認する．MRIによって，主病巣以外にrapid plateauあるいはrapid washoutなど早期濃染し，悪性を疑う造影病変がみつかった場合，セカンドルック超音波を行う．セカンドルック超音波で病変を認めた場合（**図1**）に，対側病変や同側で術式に影響がある場合は，超音波上カテ

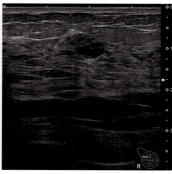

図1　MRIにて指摘された症例のセカンドルック超音波像

A：充実性腫瘤（境界明瞭，内部均一，後方エコー不変）を認める．病理組織型；非浸潤性乳癌（DCIS），ER＋，PgR－，HER2 1＋，Ki-67 10％．
B：混合性腫瘤（境界不明瞭，内部不均一，後方エコー不変）を認める．病理組織型；DCIS，ER＋，PgR＋，HER2 1＋，Ki-67 10％．

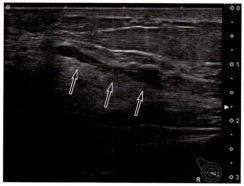

図2　術後定期検査にて認めた新出病変症例

乳管拡張と拡張乳管内に充実性腫瘤を認める（→）．病理組織型；DCIS，ER＋，PgR＋，HER2 1＋，Ki-67 7〜8％．

ゴリー2であっても積極的に針生検を行うことが望ましい．術後定期検査にて新出病変を認めた場合も同様である（図2）．

参考文献　1）日本乳腺甲状腺超音波医学会（編）；乳房超音波診断ガイドライン，改訂第4版．南江堂，2020．
　　　　　2）日本乳癌学会：患者さんのための乳がん診療ガイドライン，2023年版．金原出版，2023．

（青山 圭，森原 加代子）

II 乳房超音波&マンモグラフィ鑑別診断

1 乳癌

Q33 超音波検査で高エコーの乳癌はありますか？

A
- 乳癌は超音波検査で一般的に内部低エコーを呈することが多いが，一部でエコーレベルの高い乳癌も存在する．
- 代表的なものとして，粘液癌が挙げられる．

▶粘液癌の特徴

粘液癌では，癌細胞が粘液産生能を有しており，細胞外の間質組織に粘液が貯留している．**細胞密度が低く粘液成分が大部分を占める"hypocellular type"**（純型type A）と，**細胞密度が高い"hypercellular type"**（type B）に分けられる[1]．luminal typeが大部分を占め，純型は予後良好である．混合型は粘液成分を伴わない通常の乳管癌成分が混在するタイプである．

▶粘液癌の超音波所見（図1～4）

粘液癌は時として線維腺腫に近い超音波像を呈し，臨床では，その鑑別に悩む場面もある．超音波像における特徴を，以下に述べる．

形状：楕円形〜分葉状
境界：明瞭平滑，もしくは粗ぞう
後方エコー：増強
内部エコー：浸潤性乳管癌と比べて高い傾向があり，高〜等エコーを呈する．細胞密度の高い純型type Bでは低エコーとなる．

A 超音波像

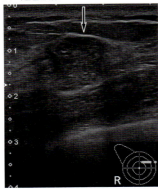

B 超音波像

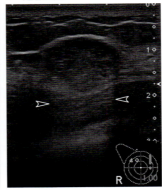

図1 50代，女性 粘液癌
A：内部高エコーを呈する（→）．
B：境界明瞭平滑で後方エコーは増強している（▶）．D/W比が大きい．

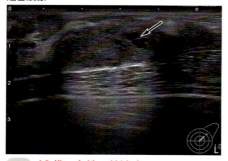

図2　40代，女性　粘液癌
内部に粘液の貯留した無エコー部がみられる（→）．

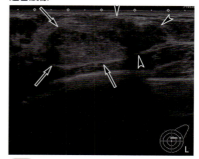

図3　40代，女性　粘液癌
内部高エコー部（→）と等エコー部（►）から構成されている．

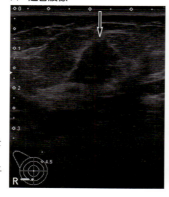
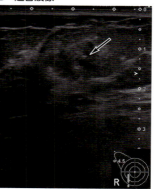

図4　50代，女性
粘液癌
A：内部は等エコーを呈する（→）．
B：内部に点状高エコーがみられる（→）．

> **Memo**
>
> ▶ **高エコー腫瘤**
> ● 境界明瞭平滑な楕円〜分葉状の高エコー腫瘤を初めてみつけた時は，線維腺腫と決めつけず，粘液癌も念頭に置く．画像を丹念に確認して，D/W比が大きかったり，内部不均一などがあれば，細胞診も検討する．

参考文献 1）黒住昌史：第3部 組織型診断 乳腺病理パーフェクトアトラス．中山書店，p.206，207，2023．

（平野 明）

Ⅱ 乳房超音波&マンモグラフィ鑑別診断
1 乳癌

COLUMN 内部エコーレベルと後方エコーの成り立ち

内部エコー（internal echoes）

　内部エコーは**腫瘤内部からの反射波（エコー）の振幅の大小**を示すもので，**エコーレベルの違い**として表される．腫瘤内部のエコーは，①**エコーレベルの高さ**（または内部エコーの強さ），②**均質性**の2項目で評価する[1]．異なった内部エコー性状の領域が2か所以上ある場合は，これらを併記する．混合性腫瘤では充実性部分について評価する．

①エコーレベルの高さ
　エコーレベルの高さは**皮下の脂肪組織と比較して，高（hyperechoic, high），等（isoechoic, equal），低（hypoechoic, low），無（anechoic, abscent）**の4段階に分けられる（図1）．内部エコーレベルは，腫瘤内での後

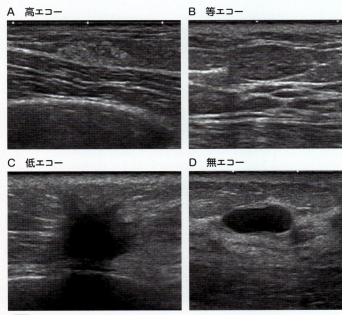

図1　内部エコーレベル

方散乱の多寡によって異なるとされる[1]．多くの乳腺腫瘍の内部エコーレベルは一様と考えられ，一般的に低エコーを示すが，脂肪組織や間質などが癌巣と混在する場合には後方散乱が生じ，部分的に高エコーを呈することがある[2]．また，粘液癌では粘液湖（粘液結節）の中に癌巣が浮かぶようにみられ，これが高エコーを呈する要因となる．

②均質性

均質性は，内部のテクスチャが規則的であれば均質（homogeneous），不規則であれば不均質（heterogeneous）とする（図2）．

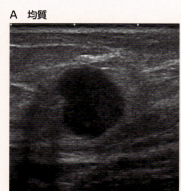
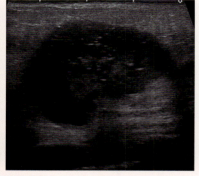

図2 内部エコーの均質(A)・不均質(B)

後方エコー（posterior echoes）

後方エコーは**腫瘤の後方に認められるエコーの強度**で，**腫瘤内部での超音波の減衰の程度**を表す．同じ深さにおける周囲組織のエコーレベルとの比較で，**増強（accentuating）**，**不変（no changings）**，**減弱（attenuating）**，**消失（shadowing）**の4段階に分類される（図3）[1]．

後方エコーが増強する病変の代表例は囊胞である．液体成分は通常の組織よりも超音波の減衰が少ないため，後方エコーは増強する．同様に，液体成分の多い粘液癌でも増強がみられる他，髄様癌のような細胞成分が非常に豊富な腫瘍でも，後方エコーの増強がみられる[3]．

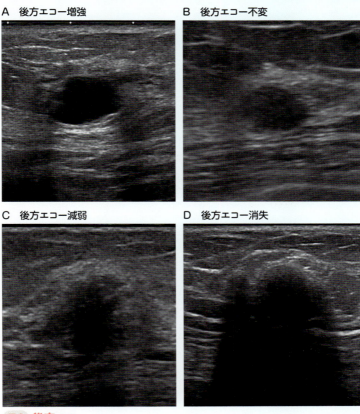

図3 後方エコー

　後方エコーが不変となるのは，腺管形成型の浸潤性乳管癌のような組織の成分が，正常乳腺に近いような腫瘍である．後方エコーの減弱する原因としては，腫瘍内部の膠原線維による超音波の減衰が挙げられ，硬性型の浸潤性乳管癌や，浸潤性小葉癌，良性の放射状瘢痕や硬化性腺症などでみられる．粗大な石灰化を伴う線維腺腫では，超音波は石灰化の後方へ透過されず消失（無エコー）となる．

参考文献 1) 日本乳腺甲状腺超音波医学会（編）；乳房超音波診断ガイドライン，改訂第4版．南江堂, p.71-73, 2020.
2) 辻本文雄（編著）；腫瘤像の表現方法　内部エコー（internal echoes）．各種モダリティと比べてわかる乳腺超音波テキスト．メジカルビュー社, p.57-61, 2016.
3) 橋本秀行，植野 映（編）；所見用語の解説 後方エコー．実践 乳房超音波診断—基本操作，読影，最新テクニック．中山書店, p.37-39. 2007.

（亀井 義明）

II 乳房超音波&マンモグラフィ鑑別診断
1 乳癌

Q34 扁平な（D/W比の大きくない）乳癌はありますか？

- 一般的に，乳癌はD/W比の大きい（0.7以上）腫瘤であることが多い．
- 浸潤性小葉癌や乳管内進展を有する乳癌では，D/W比が小さくなることがあるので注意が必要である．

▶ 乳房超音波におけるD/W比の役割

縦横比（depth width ratio；D/W比）は，"腫瘤の低エコー部分の最大縦径÷横径"（halo部分を含めず計算）で算出され，良悪性の基準は0.7である．一般的に，良性腫瘤はD/W比が小さくなるが，癌は硬くて扁平化しにくい特性によりD/W比が大きい腫瘤が多くみられるため，D/W比は良悪性を鑑別するための指標のひとつである．『乳房超音波診断ガイドライン』[1]においても，腫瘤性病変のカテゴリー診断（p.64，1-3-Q16 図1参照）においてD/W比は重要であり，充実性腫瘤のうち境界部高エコー像や乳腺境界線の断裂が認められない場合，腫瘍の大きさとD/W比を加味してカテゴリー評価する．

しかし，その他の所見から，明らかに悪性と考えられる病変に対する有用性は低いため注意が必要である．**乳癌の中には，D/W比が小さい扁平な腫瘤像を示すものもあるため注意が必要であり，D/W比に腫瘤の大きさや血流，エラストグラフィなどの所見を含めた総合的な判断が重要となる．**

扁平な（D/W比の小さい）乳癌としては，浸潤性小葉癌や，乳管内進展を伴う乳癌が挙げられる．

浸潤性小葉癌（invasive lobular carcinoma；ILC）（図1）： 細胞接着タンパク質カドヘリンのひとつであるE-カドヘリンが陰性である腫瘍であり，そのため小型で結合織に乏しく，1列に並ぶか散在性に浸潤することが多い．癌細胞が充実性胞巣状（充実型）を示すことはあるが，腺腔を形成することはほとんどなく，細胞内に粘液をもち，印環細胞の像を示すこともある[2]．以上の特性から，間質に疎に広がりやすく，超音波画像でD/W比が小さい腫瘤として描出されることがあるため注意が必要である．

乳管内進展を有する乳癌（図2）： 乳管内病巣を有する乳癌は，乳管内成分による乳管拡張や地図状エコー域といった非腫瘤性病変様の超音波所見を呈し，その結果，D/W比の低い扁平な病変を呈することがあるため注意が必要である．

参考文献 1）日本乳腺甲状腺超音波医学会（編）：乳房超音波診断ガイドライン，改訂第4版．南江堂，p.124, 2020.
2）日本乳癌学会（編）：乳腺腫瘍学，第4版．金原出版，p.34, 2022.

A 超音波像

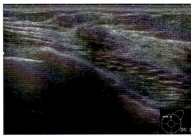

B 超音波像

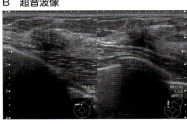

C MG像（MLO方向）

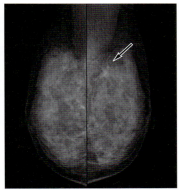

図1 **50代，女性　浸潤性小葉癌**

A, B：D/W比の小さい（0.54）12mm大の低エコー腫瘤ではあるが，針生検の結果，ILCと診断された．

図1-C拡大

C：スピキュラを伴う腫瘤であり（→），画像検査で総合的に判断することが重要である．

A 超音波像

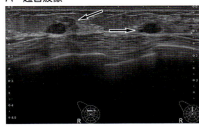

B 超音波像

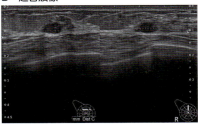

C 超音波像（パワードプラ）

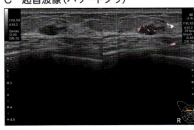

D 超音波像（エラストグラフィ）

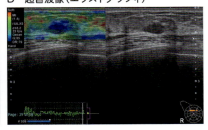

図2 **50代，女性　乳管内進展を有する乳癌**

A, B：楕円形で境界明瞭な8mm大のD/W比の小さい（0.6）低エコー腫瘤で，乳管内進展を認める（**A**；→）．その結果，D/W比が小さくなった（**B**）．
C, D：しかし，血流やエラストグラフィの結果から悪性を疑った．

（突沖 貴宏，枝園 忠彦）

125

II 乳房超音波&マンモグラフィ鑑別診断

1 乳癌

Q35 超音波で囊胞様構造を認めた腫瘤の鑑別について教えてください．

A
- 囊胞の中に充実性成分があるのか，充実性成分の中に囊胞様構造があるのかを見極める．
- 超音波像で囊胞の中に腫瘤がある場合は，充実性部分の立ち上がりや周囲との境界に注目して良悪性を考える．
- 囊胞様構造を呈する場合は，境界，縦横比（D/W比），内部エコーの均質性，血流，前方/後方境界線断裂の有無などを確認する．
- MRIを含む他モダリティも活用し，的確に生検を施行し，画像所見，臨床診断，病理診断の不一致がない確実な診断を目指す．

▶ 囊胞内腫瘤の鑑別が困難な理由

囊胞内腫瘤とは，**腫瘤の中に液体の溜まった袋状の構造物（囊胞）を含む腫瘤**のことをいう．乳管内・囊胞内病変は，乳管の閉塞に伴い囊胞ができ，そこに腫瘍ができた場合（囊胞内癌，乳管内乳頭腫など），あるいは腫瘍があり，そこに壊死や囊胞性変化が起こった場合（葉状腫瘍や扁平上皮癌など）といった成因が考えられる（表1）[1]．

表1 囊胞内病変を来す代表的な乳腺疾患

乳腺上皮系腫瘍 (epithelial tumors)	乳腺の線維非上皮性腫瘍 (fibroepithelial tumors)
乳頭状腫瘍 (papillary neoplasms)	葉状腫瘍 (phyllodes tumor)
乳管内乳頭腫 (intraductal papilloma)	乳腺の間葉系腫瘍 (mesenchimal tumors)
乳頭状非浸潤性乳管癌 (papillary ductal carcinoma in situ)	血管系腫瘍 (vascular tumors)
被包型乳頭癌 (encapsulated papillay carcinoma)	血管腫 (hemangioma)
充実性乳頭癌 (solid papillary carcinoma)	乳腺原発血管肉腫 (angiosarcoma)
浸潤性乳頭癌 (invasive papillary carcinoma)	男性乳腺の腫瘍 (tumors of the male breast)
浸潤性乳管癌 (invasive breast carcinoma)	浸潤癌 (invasive carcinoma)
浸潤性乳管癌非特殊型 (no special type)	良性疾患 (benign diseases)
粘液癌 (mucinous carcinoma)	乳腺症 (mastopathy)
髄様癌 (medullary carcinoma)	肉芽腫性乳腺炎 (granulomatous mastitis)
扁平上皮癌 (squamous cell cacinoma)	囊胞・濃縮囊胞 (cyst)

（文献1）を元に作成）

しばしばその診断は困難な場合がある．この理由として，①病態は多彩で，増殖性病変そのものの良悪性の鑑別が難しい，②画像診断として複数のモダリティによる評価が必要である，③最適な組織採取部位の決定や生検法の選択が難しく，採取した検体も断片化しやすいため取り扱いにも注意を要する，などがあり，最終的に画像所見と病理組織像を総合判定することが必要である．

▶ 囊胞を呈する腫瘤の画像診断

日常診療では，まず乳腺構成組織のX線透過性の差を利用したマンモグラフィ（MG）と，X線吸収と全く関係ない物質の音響インピーダンスの差を画像表示する超音波検査が頻用される．囊胞は，MGでは辺縁平滑，境界明瞭な腫瘤として描出される．囊胞内腫瘤の場合，囊胞内の液体と腫瘤のX線吸収に差がないため，それらの区別は不可能であるが，境界不明瞭で辺縁不整な部分があれば，浸潤所見として悪性の可能性は高くなる．トモシンセシス（TOMO）による断層撮影によって，囊胞壁境界を鮮明に示すことができる場合もあり，補助診断として有用である．一方，超音波像では，囊胞内の液体と腫瘤の音響陰影が著しく異なるので，両者を区別して描出することが可能となる．しかし，囊胞内腫瘤の良悪性の鑑別は，被膜外への浸潤性変化を認めない限り困難である．

判断基準：『乳房超音波診断ガイドライン』の診断フローは，腫瘤を**囊胞性**，**混合性**，**充実性**に分けることで，要精査基準がカテゴリー分類によって明示されている[2]（p.64，1-3-Q16 図1参照）．囊胞の中に腫瘤がある場合は，充実性部分に着目して立ち上がりが急峻かなだらかか，周囲との境界が明瞭か（浸潤の有無）をみて良悪性を考える．また，液面形成の有無，内部エコーが高エコーかどうか（血性分泌が貯留しているのか，膿瘍などを疑う所見なのかなど）をみる．囊胞様構造を呈する場合は，境界やD/W比，内部エコーの均質性，エラストグラフィの所見，内部への血流の有無，血流の入り方，前方境界/後方境界の断裂の有無，後方エコーなどを確認する．

近年，腫瘤の大きさ（15mm）も判断基準に加味されるようになった．このような超音波所見から病理組織を想像して，疑っている腫瘤の組織診断をするためにはどの部位の生検を行うのがよいかを考えて，特徴的な場所の組織を採取する．例えば，囊胞内腫瘤であれば充実性部分，周囲への浸潤を疑う場所を腫瘤壁と周囲の組織が入るように組織を採取する（ 図1 ）．

具体的な囊胞様構造の例として，囊胞性（ 図2 ），混合性（ 図3～5 ），充実性（ 図6 ）の腫瘤を示す．

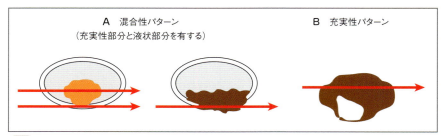

図1 腫瘤の病理診断のための生検部位
A：囊胞内腫瘤であれば充実性部分，周囲への浸潤を疑う場合は，腫瘤壁と周囲の組織が入るような部分での組織採取が望ましい．
B：腫瘤の壊死と思われる部分よりも浸潤部分での組織採取が望ましい．

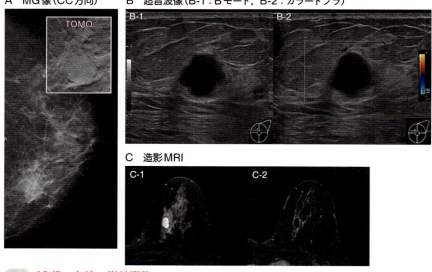

図2 40代，女性　単純囊胞
A：MGおよびTOMOで境界明瞭な腫瘤を認める（カテゴリー3）．
B：全周境界明瞭，内部無エコー（**B-1**），血流なく（**B-2**），後方高エコーを呈し，囊胞と判定した（カテゴリー2）．
C：境界明瞭な楕円形腫瘤は，T2強調像で高信号（**C-1**），造影T1強調像では造影されない（**C-2**）．

A　MG像（左MLO/右CC方向）　　　　C　切除標本

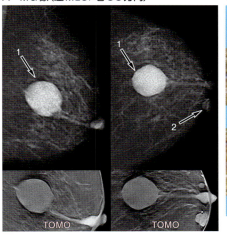
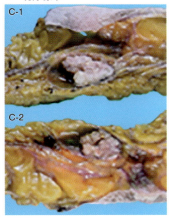

B　超音波像（Bモード）

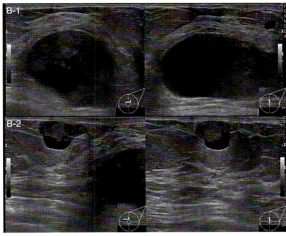

図3　30代，女性　乳管内乳頭腫

A：MGおよびTOMOで脂肪性乳腺を背景に境界明瞭な腫瘤を2個認める（→；カテゴリー3）．
B：囊胞内に立ち上がりは急峻で，乳頭状増殖を呈する腫瘤を認める（**B-1**；カテゴリー4，**B-2**；カテゴリー3）．
C：C-1，2ともに囊胞内の乳頭状増殖腫瘍で，乳管内乳頭腫と診断された．

▶囊胞を呈する腫瘤の確定診断に向けて

　囊胞内腫瘍の確定診断は容易ではなく，MGや超音波による画像診断に加え，造影MRIも不可欠であり，複数モダリティによる確定診断を心がける．
　病理学的診断手技には，穿刺吸引細胞診，針生検，吸引式乳房組織生検，外科的生検がある．これらの診断精度は一般に高く（報告により50〜83％），低侵襲に施行できるが，最終診断との結果が不一致の場合もある．原因としては，①術

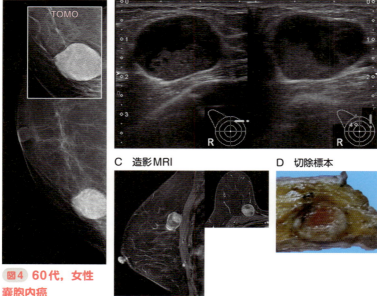

図4　60代，女性
囊胞内癌

A：MGおよびTOMOで境界明瞭な高濃度楕円形腫瘤を認める（カテゴリー3）．
B：囊胞内に乳頭状に増殖する腫瘤，囊胞外への浸潤は認めない（カテゴリー4）．
C：囊胞壁内に，増殖する広基性充実腫瘍，囊胞壁は保たれている．
D：囊胞内に突出する充実性腫瘤がみられる．囊胞内癌と診断された．

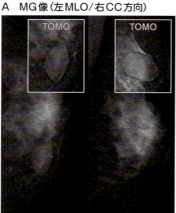
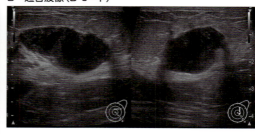
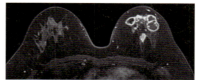

図5　30代，女性　肉芽腫性乳腺炎

A：MGおよびTOMOで境界明瞭な等濃度腫瘤を認める（カテゴリー3）．
B：境界明瞭，内部に液状成分を伴う囊胞性腫瘤を認める（カテゴリー3）．
C：区域性数珠状のrim enhancement集簇がみられる．

A　MG像（左MLO／右CC方向）　　　B　超音波像（B-1：Bモード，B-2：カラードプラ）

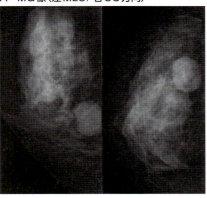
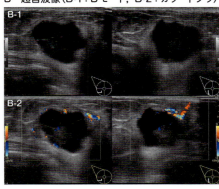

C　造影MRI　　　D　切除標本

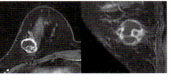
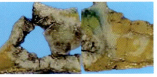

図6　40代，女性　扁平上皮癌

A：境界明瞭な部分と不明瞭な部分が混在する円形腫瘤を認める（カテゴリー4）．
B：境界明瞭粗ぞう，内部に隔壁様の有茎性成分を伴う腫瘤像を呈する，有茎部分にも血流を認める（カテゴリー4）．
C：腫瘤は早期相でrim enhancementを認める．
D：内部壊死を伴う充実性腫瘤であった．

者によるサンプリングエラー，②圧挫などのアーチファクトや過少検体による診断精度の低下，③病理医による病変の見落としなどがありうる．囊胞内腫瘤の検体採取においては，最善の場所，浸潤が疑われる部位を的確に採取すべきであり，画像診断と病理結果に乖離がある場合には，外科的生検も考慮すべきである．症例ごとに，臨床所見や病理所見を参考に最終診断を予測し，診断医と治療医は連携して適切な診断を行うことが肝要である[3]．

参考文献
1) WHO Classification of Tumours Editorial Board: WHO classification of tumours, 5th ed. volume 2, Breast tumours. IARC Press, Lyon, 2019.
2) 日本乳腺甲状腺超音波医学会（編）；乳房超音波診断ガイドライン，改訂第4版．南江堂，p.69-112, 2020.
3) 日本乳癌学会（編）；乳癌診療ガイドライン 2，疫学・診断編，2022年版．金原出版，p.331-333, 2022.

（二村 学）

II 乳房超音波&マンモグラフィ鑑別診断
1 乳癌

COLUMN 一見嚢胞にみえても気をつけるべき場合

　画像所見で嚢胞性病変として検出される悪性疾患には，乳管内病変を主体とする嚢胞内乳癌の他に，悪性度が高い浸潤性乳管癌，化生癌，扁平上皮癌などがある．悪性度が高い乳癌を見落とさないために，嚢胞性病変の超音波画像診断においては，**嚢胞内部の充実性部分や出血を疑う液面形成の有無，さらにはバスキュラリティ**など，注意深く観察を行うことが重要である．

　また，遺伝的リスクが高い女性（p.143-144，2-1-Q39参照）や高齢女性にみられる新出病変は，血流のない微小な病変で，一見嚢胞のようにみえても悪性の可能性があり，注意を要する．すぐに病理組織検査を行わない場合は慎重に経過観察を行う．経過観察中に**腫瘍サイズの増大や腫瘍内部に血流を認めるようになった際には，病理組織検査を推奨**する（図1, 2）．

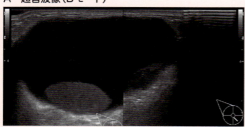
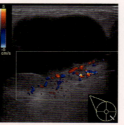

図1　40代，女性　右乳房腫瘤（混合性パターン，病理組織診断：浸潤性乳管癌硬性型）
検診で右乳腺嚢胞を認め，1年後の検診の受診を指示されたが，触知する腫瘤が増大してきた．
A, B：約70mm大の嚢胞の胸壁側に，血流豊富な広基性充実性部分を認める．

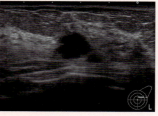

図2　70代，女性　右乳房C領域腫瘤（嚢胞性パターン，病理組織診断：浸潤性乳管癌硬性型）

A, B：対側乳癌術後の定期超音波検査で，右乳房C領域に5mm大の嚢胞としてとらえていた病変（**A**）が，1年後に増大していた（**B**）．針生検により，浸潤性乳管癌（悪性）と判明した．

（吉田 美和）

II 乳房超音波&マンモグラフィ鑑別診断

1 乳癌

Q36 石灰化でみつかる癌の典型的な画像所見について教えてください．

A
- 壊死型石灰化は細胞壊死を伴う石灰化で，悪性を強く示唆する．
- マンモグラフィ（MG）では，石灰化の形態と分布，経時的変化などに注意する．
- 超音波では，石灰化は高エコーとして認められる．

▶癌に伴う石灰化のMGでの見え方

　MGで指摘される石灰化は，その**分布と形態**によって良悪性の鑑別を行う．検診カテゴリー3以上の場合が精密検査の対象となる（p.81，1-4-Q21 表1参照）[1]．診断では，石灰化の密度，均質性，背景の腫瘤の有無や乳腺濃度，年齢，経時的変化なども考慮する．

　石灰化の分布：乳癌に伴う石灰化は，ほとんどが乳管内に存在する．乳癌を含む多くの増殖性乳腺疾患は，終末細乳管小葉単位（TDLU）の上皮細胞に発生し，その後，小葉外乳管に進展する．MG像で微小石灰化陰影をみた場合，もし非浸潤性乳管癌（DCIS）など悪性に起因する微小石灰化であれば，基本的に1つの腺葉系（集簇性，線状，区域性）に分布する．一方，腺葉と無関係に広範囲に散在する（領域性），あるいは片側乳房全体や両側乳房に散在する（びまん性）石灰化は，乳腺症などの良性乳腺疾患による可能性が大きい．

　石灰化の形態：石灰化は発生機序から，壊死型，分泌型，間質型の3つに分けられる．TDLUや小葉間乳管の基底膜内を充満した癌細胞は，基本的に栄養血管をもたないため，中心部は酸素不足となり壊死に至る．**壊死型石灰化**は，この中心壊死（comedo壊死）に伴い生ずる異栄養性石灰化であり，悪性を強く示唆する．**形態は多形性（ ）ないし微細線状・微細分枝状（)，分布は集簇性～線状～区域性**を呈する．微細線状・微細分枝状石灰化は鋳型状石灰化（casting calcifications）とも呼ばれる．壊死型石灰化の大きさは通常短径1mm以下だが，それより大きいこともある．

　分泌型石灰化は，小葉や乳管内の分泌物の析出，結晶化による石灰化で，形

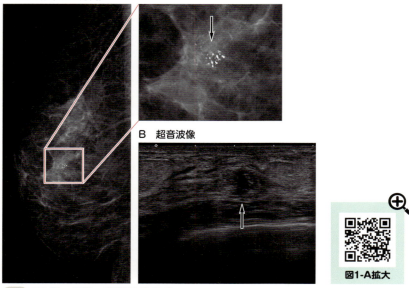

図1 50代，女性　浸潤性乳管癌，grade 2
右乳房9時方向の病変．
A：多形性石灰化集簇（C4）（→）．
B：7mmの不整形低エコー腫瘤内部に点状高エコーを認める（→）．
病理では浸潤性乳管癌，grade 2の診断であった．

態は微小円形または淡く不明瞭である．大きさはおおよそ1mm以下である．**分泌型石灰化は，良性（乳管拡張症や石灰乳石灰化，乳腺症など），悪性どちらの場合にもみられる**ため，鑑別が困難な場合がある（図3）．分泌型石灰化を伴う乳癌は低悪性度の場合が多い．

　間質型石灰化は，線維腺腫に伴う粗大な石灰化（ポップコーン状石灰化［COLUMN「絶対落としていい石灰化」p.137 図2参照］），術後の変化（縫合部，異栄養性石灰化［p.137 図3参照］）など間質の硝子化によるもので，サイズも大きく良性と考えられる．その他，明らかに良性と考えられる石灰化には，皮膚・血管の石灰化などがある．

▶癌に伴う石灰化の超音波での見え方

超音波検査では、**乳房の石灰化は高エコーとして描出される**．MGで石灰化が認められた場合，おおよその位置を念頭に病変のスキャンを試みる[2)]．小型〜淡く不明瞭な**分泌型石灰化は，超音波で描出困難なこともある**（図3-B）．また，石灰化周囲の間質の変化を伴わない悪性度の低い乳癌の場合や，背景が脂肪性の場合には，石灰化がみつけにくい．DCISが主体でも悪性度の高い病変は，周囲の間質の増生やリンパ球浸潤を伴うことがある．**壊死型石灰化は乳管拡張，背景の低エコー域や腫瘤像などの所見を伴うこともあり，超音波での描出が可能**な場合が多い（図1-B，2-B）．

▶石灰化病変に対する生検

検診カテゴリー3以上の石灰化病変が要精密検査となる．MG所見で集簇性の微小円形，または淡く不明瞭な石灰化は診断カテゴリーでは3-1，ほぼ良性の可能性が高いと判断される．しかし，石灰化の数が多い，密度が高い場合は3-2，

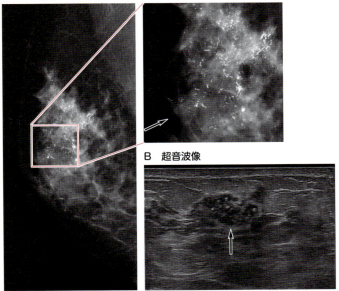

図2　40代，女性　high grade非浸潤性乳管癌
右乳房12時方向の病変．
A：不均一高濃度．微細線状〜分枝状石灰化が区域性に分布（C5）（→）．
B：低エコーの内部に点状高エコーを認める（→）．
病理では，乳管内にcomedo石灰化を伴うhigh grade非浸潤性乳管癌の診断であった．

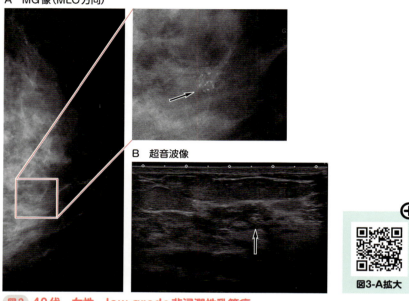

図3 40代，女性　low grade非浸潤性乳管癌

左乳房4時方向の病変．
A：不均一高濃度．淡く不明瞭石灰化が集簇性に分布 (C3)（→）．
B：低エコー域がみられ，内部にわずかに点状高エコーのようにもみえるが（→），石灰化であると断定はできない．
経時的に石灰化の増加を認めたため，ステレオガイド下吸引式組織生検を行ったところ，low grade非浸潤性乳管癌の診断であった．

良性の可能性が高いが悪性も否定できない病変と判断される．カテゴリー3の石灰化に対し，超音波検査で十分な評価を行う．MG所見が3-1で超音波では病変の同定ができない場合は，原則的に経過観察が推奨される．診断カテゴリー3-2以上の病変には，生検が必要になることが多い．超音波で石灰化病変の部位が同定できれば超音波ガイド下の針生検や吸引式組織生検を，超音波で石灰化病変の部位が同定できなければMRIやステレオガイド下吸引式組織生検（図3）などを実施することを検討する．

参考文献 1) (公社) 日本医学放射線学会・他 (編)；マンモグラフィガイドライン，第4版．医学書院，p.79, 2021．
2) 日本乳腺甲状腺超音波医学会 (編)；乳房超音波診断ガイドライン，改訂第4版．南江堂，p.97, 2020．

（坂東　裕子）

1 乳癌

COLUMN 絶対落としていい石灰化

マンモグラフィ（MG）では，明らかな良性石灰化にて"カテゴリー2：精検を必要としない（＝落としていい）"と判断できるものがあり，多くは**粗大な石灰化**である[1]．

2mm以上で辺縁がはっきりみえる石灰化は落としていい！

円形石灰化（round calcification）（図1）
円形または楕円形の境界明瞭な石灰化で，大きさ1mm以上のものや孤立性．病因は特定できないことも多い．

線維腺腫の石灰化（fibroadenoma calcification）（図2）
線維腺腫が古くなり硝子化すると，境界明瞭平滑な腫瘤に粗大石灰化を伴うことがある．時に，**ポップコーンのようにみえる**こともある．

異栄養性石灰化（dystrophic calcification）（図3）
手術，照射，外傷後にみられる粗大で**不整形の石灰化**で，中心透亮像（後述）を伴うこともある．

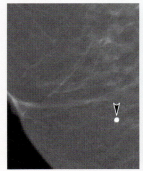

図1　60代，女性
円形石灰化
孤立性で円形，境界明瞭な石灰化を認める（►）．

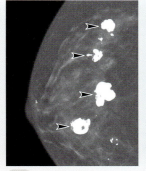

図2　70代，女性
線維腺腫の石灰化
粗大な不整形石灰化を複数認め，典型的なポップコーン状である（►）．陳旧化した線維腺腫であり，石灰化の背景に明瞭な腫瘤はみられない．

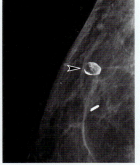

図3　50代，女性
異栄養性石灰化
10年前に右乳癌にて右乳房部分切除．クリップの近傍に粗大な石灰化を認め（►），中心透亮像も伴う．

中身が透けてみえる石灰化は落としていい！

中心透亮性石灰化(lucent-centered calcification)（図4）
　表面が平滑で，**内部が透けてみえる石灰化**．2〜3mm径のことが多いが，1mm以下〜数cm径までありうる．線維腺腫や脂肪壊死，嚢胞壁の石灰化であることが多い．

皮膚の石灰化(skin calcification)（図5）
　数mmの範囲に透亮像を伴う石灰化で，乳房下溝線，胸骨傍，傍乳輪，腋窩にみられることが多い．**接線方向に撮影し，皮膚に並んでいる**ことがわかれば確定である．

MG像

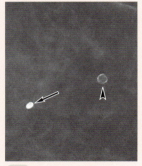

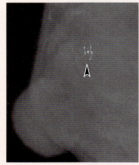

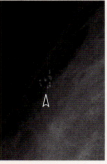

図4　80代，女性　中心透亮性石灰化
壁があり境界明瞭で，内部は透けてみえる（►）．円形石灰化も認める（→）．

図5　30代，女性　皮膚の石灰化
A，B：MLO方向では乳腺内に存在するようにみえる（**A**；►）が，CCでは皮膚にある（**B**；►）．よくみると，中心透亮像を伴う．

血管に沿った管状石灰化は落としていい！

血管の石灰化(vascular calcification)（図6）
　血管壁への動脈硬化に伴う石灰化のため，**平行線あるいは線状**を呈し，**血管の走行と一致**する．乳頭に向かう石灰化でも，背景の血管構造と重なってみえる場合は，血管の石灰化である可能性が高い．

MG像

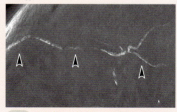

図6　80代，女性　血管の石灰化
腋窩から乳房内に分布する血管石灰化を認める（►）．

参考文献　1)（公社）日本医学放射線学会・他（編）；マンモグラフィガイドライン，第4版．医学書院，p.47，2021．

（塚部 昌美，島津 研三）

1 乳癌

Q37 超音波で**低エコー域**をみつけた時の評価のポイントを教えてください．

A
- 同側の乳腺，対側の同部位の乳腺と比較する．
- 低エコー域の分布をみる．
- 拾い上げすぎないように注意する．

▶ 超音波検査で低エコー域を拾い上げるコツ

　非腫瘤性病変とは，腫瘤（周囲組織とは異なった成分が塊をなしていると考えられる占拠性病変）として認識困難な病変である．その所見用語として，**①乳腺内の低エコー域**，**②乳管の異常**，**③構築の乱れ**，**④多発小嚢胞**，**⑤点状の高エコー**を主体とする病変がある[1]．

　乳腺内に低エコー域が存在しているかの診断は難しく，病変の分布が区域性である場合や対側の相当部位と異なる場合，比較読影で発見した新規病変の場合は，非浸潤性乳管癌（図1）の可能性があるので拾い上げることが望まれる．また，点状の高エコーやバスキュラリティの増加のような所見が認められる場合には，病変の可能性が高い．

　ただし，低エコー域は多くの場合は乳腺症で，たとえ癌の場合でも，比較的異型度の低い非浸潤性乳管癌もしくは乳管内成分優位の浸潤癌といった予後良好な癌が多いので，拾いすぎないことも大切である．

○ ○ ○ ○ ○ Memo ○ ○ ○ ○ ○

▶ 見逃してはいけない非腫瘤性病変の所見
- 点状高エコーを伴う低エコー域は，comedo壊死を伴う管内病変を主体としたHER2タイプの乳癌の可能性がある[2]．浸潤の程度によっては予後不良の可能性があるので，浸潤する前に治療するのが望ましい．

参考文献
1) 日本乳腺甲状腺超音波医学会（編）；乳房超音波診断ガイドライン，改訂第4版．南江堂，p.89-91，2020．
2) 山口 倫：乳癌サブタイプと乳腺病理―これからの画像診断 乳腺診療のために．アトムス，p.55, 2019．

A MG像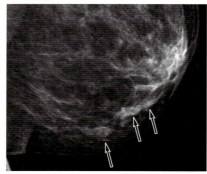

B 造影MRI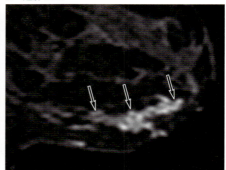

C 超音波像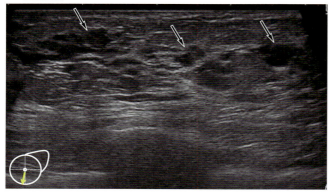

D 超音波像（カラードプラ）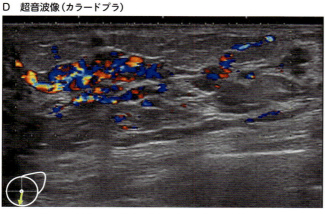

図1 60代，女性 非浸潤性乳管癌

A：左乳房L領域に乳頭から末梢方向に区域性に分布する局所的非対称性陰影（FAD）を認める（→）．

B：Aと同様に，病変は乳頭から末梢方向に区域性に分布している（→）．

C：低エコー域が7時方向に区域性に分布している（→）．

D：バスキュラリティの増加がみられる．

悪性を考えて超音波ガイド下吸引式乳房組織生検を行い，非浸潤性乳管癌の診断であった．術後の最終診断でも，非浸潤性乳管癌であった．

（亀井 桂太郎）

II 乳房超音波&マンモグラフィ鑑別診断

1 乳癌

Q38 炎症性乳癌の典型的な画像所見について教えてください．

A
- 炎症性乳癌においては，マンモグラフィ（MG）では**皮膚の肥厚，梁柱の肥厚，乳腺濃度上昇**がみられる．
- 乳房超音波では**皮膚の肥厚，浮腫**がみられる．
- MRIでは**乳腺内の濃染像，皮膚の肥厚，乳房や胸壁の浮腫**がみられる．

▶ 炎症性乳癌とは

　炎症性乳癌は，稀な進行性乳癌の1型であり，『乳癌取扱い規約，第18版』では，**通常腫瘤を認めず，皮膚のびまん性発赤，浮腫，硬結を示すもの**とされている．臨床病期はT4dに分類される[1]．真皮内のリンパ管腫瘍塞栓により，皮膚が橙皮様（peau d'orange），豚皮様（pig skin）の所見を呈する（図1）．**症状の発現から診断まで3か月程度のこともあり，進行が早く，予後不良**である．非炎症性乳癌との鑑別のために，客観的に評価できるスコアリングシステムが提唱されている[2]．炎症性乳癌との鑑別が必要となる疾患を（表1）にまとめる．

　MG：最も特徴的な所見は皮膚の肥厚である（84〜93%）（図2）．次に，乳腺周囲の脂肪織内に白い線のように描出される梁柱の肥厚（62〜81%）がみられる．また，乳腺濃度上昇（93%），石灰化（47〜56%），腋窩リンパ節腫脹（24%）などを伴う．乳房内腫瘤同定率は16%に留まり，検出感度は低い[3,4]．

　超音波検査：MG未施行時に有用で，最も特徴的な所見は皮膚の肥厚である（95%）．健側の厚さとの比較で客観的に評価できる．次に，浮腫，脂肪組織のエコーレベルの上昇，Cooper靱帯の肥厚・消失がみられ，これらは炎症性乳癌の96%にみられる（図3）．脈管の増生もカラードプ

表1 炎症性乳癌との鑑別が必要となる疾患

炎症性疾患	浮腫性疾患
化膿性乳腺炎	T4b, c乳癌
肉芽腫性乳腺炎	乳腺炎
乳輪下膿瘍	放射線治療後
脂肪壊死	腋窩リンパ節腫脹
	外傷

皮膚所見

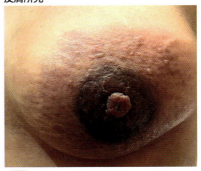

図1 40代，女性　炎症性乳癌
乳房の皮膚が発赤・肥厚し，毛穴が目立ち橙皮様である．

MG像（MLO方向）

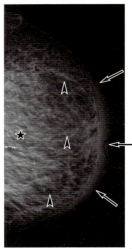

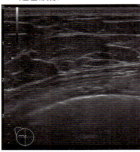

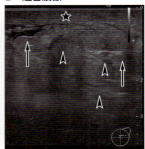

図3 40代，女性　正常乳腺（A）と炎症性乳癌（B）
（A，Bは同一症例）

B：Aに比べ著明な皮膚の肥厚（★），浮腫に伴う脂肪組織のエコーレベルの上昇（►），血管やリンパ管などの液体成分に満たされた空間（→），Cooper靱帯の消失を認める．

図2 40代，女性
炎症性乳癌
左乳房に皮膚の肥厚（→），梁柱の肥厚（►），乳腺濃度上昇（★）を認める．

図2とは別症例

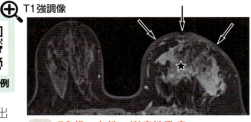
T1強調像

図4 50代，女性　炎症性乳癌
左乳腺内部に境界不明瞭な濃染像（★）および皮膚肥厚（→）を認める．

らで観察できる．腫瘤性病変の検出率は80％とされ，MGより感度は高い．また，領域リンパ節への転移も多く，93％の症例において腋窩リンパ節転移がみられる[3) 4)]．

MRI：びまん性もしくは境界不明瞭な濃染域としての乳房内病変および皮膚の肥厚と増強，乳房や胸壁の浮腫がみられる（図4）．乳房内病変の同定率は最も高く（100％），多中心性病変の検出に優れる[3) 4)]．

○ ○ ○ ○ ○ ○ Memo ○ ○ ○ ○ ○ ○

▶ 炎症性乳癌の進行
● 炎症性乳癌は進行が早く，適切な治療を行うために診断を急ぐことが求められる病態であることを認識する．

参考文献
1) 日本乳癌学会（編）；臨床・病理 乳癌取扱い規約，第18版，金原出版，p.4，2018．
2) Jagsi R, et al: Inflammatory breast cancer defined: proposed common diagnostic criteria to guide treatment and research. Breast Cancer Res Treat 192: 235-243, 2022.
3) Alunni JP, et al: Imaging inflammatory breast cancer. Diagn Interv Imaging 93: 95-103, 2012.
4) Ueno NT, et al: International Consensus on the Clinical Management of Inflammatory Breast Cancer from the Morgan Welch Inflammatory Breast Cancer Research Program 10th Anniversary Conference. J Cancer 9: 1437-1447, 2018.

（中野 正吾）

II 乳房超音波&マンモグラフィ鑑別診断

1 乳癌

Q39 遺伝性乳癌卵巣癌症候群患者における検査の注意点について教えてください．

A
- 遺伝性乳癌卵巣癌症候群（hereditary breast and ovarian cancer syndrome；HBOC）では**乳癌の発症リスクが高く，若年発症が多い**．
- 推奨検診は，年1回の①造影MRI（25歳～），②マンモグラフィ（MG）（30歳～）であるが，③トリプルネガティブ乳癌の多い*BRCA1*では，半年ごとの超音波検査が有用である．

▶ HBOCの乳癌の特徴

2020年，HBOC診断目的の*BRCA*遺伝学的検査およびリスク低減手術・サーベイランスが保険収載され，HBOCの乳癌を診療する機会が増加している．**乳癌の70歳での累積罹患リスクは，*BRCA1*病的バリアント保持者で57％，*BRCA2*で49％と，一般女性よりもはるかに高頻度で，平均発症年齢が*BRCA1*病的バリアント保持者では40.2歳，*BRCA2*では41.7歳**[1]**と，一般女性の61.2歳**[2]**に比べ非常に若く**，サーベイランスの対象も若年女性が多い．そのため，より若年から高頻度かつ感度の高いモダリティでの検診が必要となる．

欧米のデータに基づくガイドライン[3]では，**18歳からのブレスト・アウェアネス[COLUMN「ブレスト・アウェアネスという考え方」p.145参照]，25歳からの年1回の造影MRI検査に，30歳からのMGの併用が推奨**されている．**造影MRIでは，偽陽性を避けるため閉経前女性の撮像時期（月経開始から5〜12日）が厳密に規定されている**点に注意が必要である[4]．若年女性では高濃度乳房が多くMGの感度が低いため，超音波検査の併用についても考慮すべきである．

▶ 超音波検査の役割

*BRCA2*では，乳癌の各サブタイプの比率は*BRCA*陰性乳癌とほぼ同等であるが，***BRCA1*ではトリプルネガティブ乳癌が75％と大半を占める**[1]．トリプルネガティブ乳癌は悪性度が高く急激に進行するため，年1回のサーベイランスだけでは不十分で，ガイドラインでも半年ごとの受診が推奨されている[3]．しかし，超音波診断機器の普及している日本では，超音波検査の有用性が高いと考える．**トリプルネガティブ乳癌で最も多い組織型は，浸潤性乳管癌充実型で膨張性発育をするため，画像的には線維腺腫などの良性腫瘍との鑑別が必要**となる（図1）．**病変が乳腺背側に多い**のも特徴のひとつである．

A　MG像

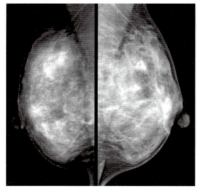

B　超音波像

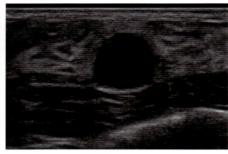

C　超音波像（エラストグラフィ）

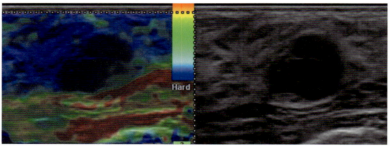

図1　30代，女性　若年発症のトリプルネガティブ乳癌
A：高濃度乳房で，MGでは病変を指摘できない．
B：超音波検査では縦横比（D/W比）は大きいものの，一見境界明瞭にみえ，良性腫瘍との鑑別を要する．
C：エラストグラフィの硬度上昇は，良悪性鑑別に有用である．

　また，MRIガイド下針生検の普及率が低い現状では，MRIで指摘された病変に対する**セカンドルック超音波検査で病変が描出されれば，針生検が可能**となる．しかし，小さな病変での針生検では偽陰性率も高く，超音波で病変が描出できない場合や，MRIで悪性を疑いながら超音波ガイド下針生検で良性と診断された場合は，**躊躇なく，MRIガイド下針生検のできる施設への紹介が必要なことも留意すべきである**．

参考文献　1) 日本遺伝性乳癌卵巣癌総合診療制度機構（JOHBOC）（編）；遺伝性乳癌卵巣癌（HBOC）診療ガイドライン2021年度版．金原出版，p.27, 87, 2021.
　　　　2) 日本乳癌学会；全国乳がん患者登録調査報告，確定版，第51号2020年次症例
　　　　3) NCCN Guidelines® Insights: Genetic/familial high-risk assessment: breast, ovarian, and pancreatic, version 2. 2024. available at: https://www.nccn.org/guidelines/guidelines-detail?category=2&id=1503
　　　　4) 日本乳癌検診学会，乳癌MRI検診検討委員会：乳がん発症ハイリスクグループに対する乳房MRIスクリーニングに関するガイドライン，ver. 1.2. 2013. available at: http://www.jabcs.jp/images/mri_guideline_fix.pdf

（杉本　健樹）

COLUMN ブレスト・アウェアネス という考え方

　ブレスト・アウェアネスは，検診の代替として自分で乳房をチェックする"自己触診"とは異なり，女性が自分の乳房に関心をもち，生活するための啓発活動である．

　以下の4つが，重要なポイントとなる[1][2]．

① 自分の乳房の状態を知る．

　ブレスト・アウェアネスの第1歩は，日頃から自分の乳房に関心をもち，入浴や着替えの際などに乳房をみたり触れたりして，普段の状況を確認することである．

② 乳房の変化に気をつける．

　今までの生活で記憶にない乳房の変化を感じ，気づくことである．チェックするポイントは，しこり，皮膚のくぼみや引きつれ，乳頭分泌，乳頭・乳輪部のびらんなどである．

③ 変化に気づいたら，すぐ医師に相談する．

　変化に気づいたら自己判断で放置せず，すぐ医師に相談することを指導する．

④ 40歳になったら，2年に1回乳がん検診を受ける．

　一般女性には，死亡率減少効果のある40歳からマンモグラフィ検診の受診を推奨する．

　ただし，検診方法や間隔は個人の乳癌リスクに応じて行われるべきで，高リスクの遺伝性乳癌卵巣癌症候群（HBOC）の女性では，異なる対応が必要となる．

　欧米では，家族歴を確認し自分の乳癌リスクを知り，高リスクの場合は医師に適正な検診について指導を受けることもブレスト・アウェアネスに盛り込まれている．

参考文献　1) 日本乳癌学会: ブレスト・アウェアネス．available at: https://www.jbcs.gr.jp/uploads/files/citizens/breastawareness_pamph.pdf
2) Susan G. Komen®: 乳がんに対する自己認識について．available at: https://www.komen.org/wp-content/uploads/Breast-Self-Awareness-Messages-Japanese-FINAL-12-12.pdf

（杉本 健樹）

II 乳房超音波&マンモグラフィ鑑別診断

2 線維腺腫と葉状腫瘍

Q40 **線維腺腫**の典型的な画像の特徴を教えてください．

A
- 超音波検査では，**境界明瞭・平滑な円形**もしくは**楕円形腫瘤**として描出されることが典型的である．
- マンモグラフィ（MG）では，**境界明瞭な腫瘤**や**ポップコーン状石灰化**として現れることが多い．

▶ 線維腺腫の臨床像

　線維腺腫は線維上皮性腫瘍のひとつで，上皮性成分と間質性成分がともに増生し，腫瘍を形成する．乳腺良性腫瘍の中で最も頻度が高く，**思春期～30代半ばで好発**する．40～50代で閉経のタイミングと同時期に自然退縮を認めることが多く，**通常経過観察**となるが，稀に若年者で8cm以上の大きさに増大することもあり（巨大線維腺腫），その際は患者の希望に応じて**切除の対象**となる．

▶ 典型的な画像の特徴

　超音波検査：通常，**全周にわたり境界明瞭・平滑**，内部のエコーレベルは均一で，脂肪に比べてやや低い程度（低～等エコー），**横に幅広い**（D/W比が小さい）**円形や楕円形の腫瘤**として描出される（ **図1** ）．間質性成分が硝子様変化（硝子化）を示す場合，内部に石灰化を生じることがある．その際，超音波検査では**腫瘤内部の粗大高エコー**として認められる．後方エコーは内部の状況により，増強・不変・減弱のどのパターンもとりうる．組織学的に分類される乳腺症型の亜型において腺症などを示す場合，周囲組織へ不規則な上皮性成分・間質性成分の増生を認めることがあり，部分的に境界が乱れうることも画像上確認できる．

　MG：境界明瞭な腫瘤として描出され，線維腺腫が硝子化を示す場合，COLUMN「絶対落としていい石灰化」（p.137 図2参照）のような**粗大な石灰化（ポップコーン状石灰化）**として認められる．内部に粗大石灰化を含む境界明瞭な腫瘤を認めた際は，硝子化した線維腺腫であることがほとんどだが，稀に粘液癌をはじめとした乳癌も粗大な石灰化を含むことがあるので，注意深く観察する必要がある．また，線維腺腫の上皮性部分に石灰化した場合は，微細石灰化として描出されることもある．

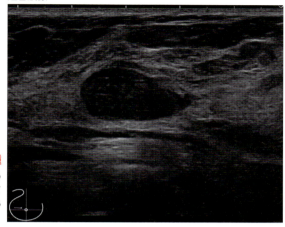

図1 30代，女性　線維腺腫
境界明瞭，楕円形の腫瘤を認める．内部エコーは脂肪に比べてやや低～等エコーで均質である．

▶ 鑑別が必要な疾患（表1）

　好発年齢と異なる症例で新出の境界明瞭な腫瘤を認めた際は，注意が必要である．葉状腫瘍は病理像が線維腺腫と類似していることもあるため，一度生検された腫瘤であっても**画像所見の変化や臨床経過に注意し，鑑別を行うことが重要**である．

表1 線維腺腫と鑑別が必要な疾患

	似ている点	鑑別点
葉状腫瘍	境界明瞭・平滑な楕円形腫瘤	内部に裂隙状の嚢胞腔（葉状構造） （詳細はp.156-157, 2-2-Q45を参照）
粘液癌 浸潤性乳管癌の充実型	境界明瞭な楕円形腫瘤	D/W比が大きい 境界部高エコー（halo）や前方境界線 断裂の有無など

参考文献 1) 日本乳腺甲状腺超音波医学会（編）；乳房超音波診断ガイドライン，改訂第4版．南江堂，p.25, 26, 2020.

（阿多　亜里沙）

II 乳房超音波&マンモグラフィ鑑別診断

2 線維腺腫と葉状腫瘍

Q41 線維腺腫は経時的に変化しますか？

A
- 線維腺腫は，基本的には**2〜3cm**の大きさになると**増殖が止まる**とされている．
- 線維腺腫は年齢が進むに従い，自然に退縮して**縮小・消失**，あるいは間質の硝子化により**石灰化**を生じる．
- **若年性線維腺腫（juvenile fibroadenoma）**は，稀なタイプの線維腺腫であるが，急速に増大し大きな腫瘤を形成する．

▶線維腺腫の自然経過

乳腺における**線維上皮性腫瘍**（fibroepithelial tumor）は，**上皮性成分と間質性成分の両者の増生からなる腫瘍**であり，頻度の高い良性の線維腺腫もこの範疇に含まれる[1]．線維腺腫のサイズは一般的に小さく，3cm以下であることが多い．エストロゲンの影響を受け，周期的なサイズ変化がみられることもある[2]．また，**妊娠中に増大を認める**ものもあり，**閉経後に縮小，退縮する**こともある．

線維腺腫の退縮の過程において，日常よくみられる所見として，石灰化が挙げられる．石灰化の発生当初は時に多形性であり，良悪性の鑑別を要する所見であるが（図1），大きくなると粗大でいわゆる"ポップコーン型"と呼ばれる典型的な形状を呈する（図2）．これは，間質性成分の硝子化により生ずる石灰化であり，いわゆる分泌型や壊死型の石灰化のように乳管内に生じないため，**乳管の走行とは一致しないことにより鑑別が可能**である．

若年性線維腺腫：臨床的に特殊で比較的稀であるが，**若年性線維腺腫**（juvenile fibroadenoma）は**線維腺腫の0.5〜2％とされ，思春期に発生**したものをいう[3]．病理組織学的には，乳管の増生や乳管上皮の過形成を認め，急速に増大し，8cm以上になるものも多い．また，きわめて稀ではあるが，腫瘍内梗塞を起こし急速増大を来す線維腺腫もあり，多くは妊娠後期，授乳期に出血壊死により増大し，悪性腫瘍との鑑別を要する場合もある．

図1 40代，女性　線維腺腫の経時的変化（MG像）

A：境界明瞭平滑腫瘤の内部に，やや粗大な石灰化（→）と微小円形石灰化（▶）を認める．
B：5年経過後では，典型的なポップコーン型の粗大石灰化（→）を形成している．

A　MG像（MLO方向）

B　5年後のMG像（MLO方向）

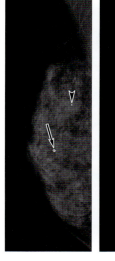
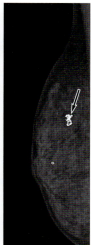

図1拡大

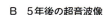

A　超音波像

B　5年後の超音波像

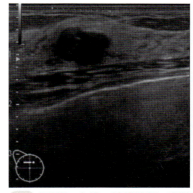
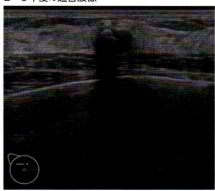

図2 30代，女性　線維腺腫の経時的変化（超音波像）

A：乳腺内に境界明瞭平滑な低エコー腫瘤を認め，内部に石灰化と考えられる高エコーを認める．
B：5年経過し，腫瘤内部に強い音響陰影を呈し，後方エコーが欠損する粗大な石灰化と考えられる像を認める．

参考文献
1) WHO Classification of Tumours Editorial Board (ed)；WHO classification of tumours: breast Tumours, 5th ed. IARC Press, Lyon, 2019.
2) Houssami N, et al: Fibroadenoma of the breast. Med J Aust 174: 185-188, 2001.
3) Baxi M, et al: Multiple bilateral giant juvenile fibroadenomas of the breast. Eur J Surg 166: 828-830, 2000.

（長谷川 善枝）

II 乳房超音波&マンモグラフィ鑑別診断
2 線維腺腫と葉状腫瘍

Q42 妊娠・授乳期に線維腺腫はどう変化しますか？

A
- 増大や形状・内部エコーの変化，境界の不明瞭化など多彩である．
- 描出できない時は，周囲の乳腺と等エコーレベルに変化している可能性がある．

▶線維腺腫の変化

線維腺腫は，妊娠・授乳期にもしばしばみられる良性腫瘍である．通常，超音波検査では，境界明瞭平滑な円形または楕円形の低エコー腫瘤として描出されることが多い．しかし，妊娠・授乳期に変化が生じることがあり，その変化は多岐にわたる．腫瘤の大きさや形状だけでなく，境界部や内部エコーも変化することが知られている（図1）．

▶なぜ変化する？

妊娠すると腺房は増生し，授乳への準備が始まる．線維腺腫は，上皮性成分と結合織成分の両成分から構成されている．**妊娠・授乳期に変化を来すのは，線維腺腫を構成する主に上皮性成分が既存乳腺同様，授乳の準備を始めたり，乳汁を生成したりするため**である．

しかし妊娠・授乳期における乳房の変化は，個体差，左右差だけでなく，同側の乳房内であっても必ずしも一律ではない．そのため，この時期の線維腺腫の変化も一様ではなく，非妊娠期に比べあまり変化のないものから，大きく変貌を遂げるものまで様々である．

▶どう変化する？

腺房の増生と乳汁で満たされた腺管によって，**腫瘤は増大し，時に境界は不明瞭となり，内部エコーレベルの変化や拡張した腺管を認めることもある**．授乳量の低下や断乳により，乳腺が非妊娠時の状態に戻るのと同様に，腫瘤も元の状態に戻っていく．

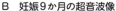

A 非妊娠期の超音波像　B 妊娠9か月の超音波像

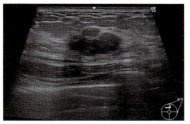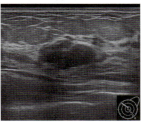

C〜G　産後6か月（授乳中）

C 超音波像　　D 超音波像　　E 超音波像（カラードプラ）

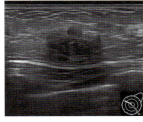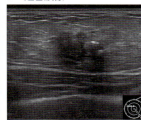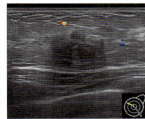

F 超音波像（エラストグラフィ）　　G 超音波像

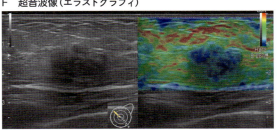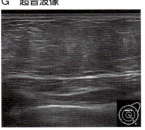

図1　30代，女性　妊娠・授乳期の線維腺腫の一例

視野深度の設定は，**A**：4cm，**B〜G**：4.5cmである．

A：境界明瞭平滑な分葉形腫瘤を認める（推定組織型：線維腺腫）．妊娠前2年5か月間の経過観察で変化がみられない．
B：妊娠期に入り，乳房の厚みが増している．腫瘤の形状に大きな変化は認めない．
C，D：周囲乳腺は比較的均一な構造となり，腫瘤の境界は不明瞭になっている（動画1）．あらかじめ腫瘤の存在がわかっていないと描出しにくく，また経過がわからないと悪性病変との鑑別に迷う．
E：腫瘤内部に流入する血流シグナルは認めない．
F：つくば弾性スコア2と判定された．
G：乳腺は厚みを増し，均一な構造を呈している．

動画1
産後6か月
（授乳中）

▶ 動画1

（前田 奈緒子）

II 乳房超音波&マンモグラフィ鑑別診断

2 線維腺腫と葉状腫瘍

Q43 悪性との**鑑別が困難な線維腺腫**を疑う腫瘤はどのように対応すればよいのでしょうか？

A ● 腫瘍径が小さく典型的な線維腺腫の画像所見を呈する場合は，**経過観察**でよいが，不整形，D/W比が大きいなど悪性が否定できない場合は，**細胞診**あるいは**組織診**を推奨する．

▶ 線維腺腫の画像診断

　線維腺腫は，結合織成分および上皮性成分の増殖からなる良性腫瘍で，乳腺の良性腫瘍の中で最も頻度が高い．乳房組織のエストロゲン感受性が増加することに関連して増殖すると考えられており，閉経後に退縮する傾向がある[1]．

　線維腺腫の診断は，乳房超音波検査で行われることが多い．典型的な線維腺腫は**境界明瞭平滑で楕円形を呈することが多く，縦横比（D/W比）が小さく内部均一である**（**図1**）[2]．しかし，線維腺腫は様々な腫瘤像を呈し，乳癌を含めた悪性との鑑別が困難なものもある．また，線維腺腫と葉状腫瘍は，病理組織学的にも類縁であるため鑑別困難であることも多い．

　以下に，鑑別困難である例を示す．

- D/W比が大きく，内部エコーレベルが低いものは，浸潤性乳管癌（充実型）との鑑別を要する．
- 形状が不整なものは，浸潤性乳管癌（腺管型）との鑑別を要する．
- D/W比が大きく，内部エコーレベルが高いものは，粘液癌との鑑別を要する．
- 分葉形の形状を示し，内部にスリット状の低エコーがみられるものは，葉状腫瘍との鑑別を要する．

▶ 線維腺腫の治療

　線維腺腫の治療方針は原則的に経過観察であり，典型的な線維腺腫の画像所見がみられる場合には，細胞診や針生検のような侵襲的な検査は不要である．腫瘍径が大きい腫瘤，増大傾向を認める腫瘤，前述したような悪性を示唆する所見を呈する腫瘤などの場合には，細胞診や組織診を施行し，確定診断を行う必要がある．

A　MG像(CC方向)　　　　B　MG像(MLO方向)

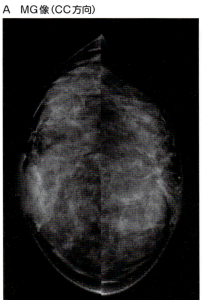

C　超音波像(Bモード)　　　D　超音波像(カラードプラ)

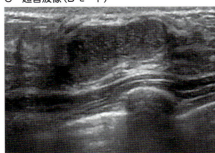 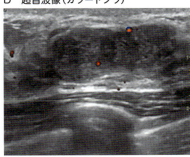

図1　30代，女性　画像での鑑別が困難で生検が施行された線維腺腫の症例

A，B：背景乳腺は不均一高濃度で，左乳頭近傍に腫瘤性病変（→）が疑われた（カテゴリー3）．
C：左乳頭近傍の内側領域に24mm大の低エコー腫瘤を認める．D/W比は小さいが，境界は一部不明瞭で内部エコーが不均一である．
D：腫瘍内部に血流シグナルを認める．
画像での鑑別が困難であったため針生検を施行し，線維腺腫の診断であった．

参考文献 1) Ajmal M, et al: Breast fibroadenoma. 2022 Oct 6. *In* StatPearls [Internet]. Treasure Island (FL): StatPearls Publishing, 2024.
2) 日本乳腺甲状腺超音波医学会（編）；乳房超音波診断ガイドライン，改訂第4版．南江堂，p.99, 2020.

（塚田 弘子）

Ⅱ 乳房超音波&マンモグラフィ鑑別診断

2 線維腺腫と葉状腫瘍

Q44 葉状腫瘍の典型的な画像所見を教えてください．

A
- マンモグラフィ（MG）では**境界明瞭平滑な腫瘤**として，超音波検査では**円形**もしくは**分葉状の内部不均質な腫瘤**として描出される．縦横比（D/W比）は，線維腺腫より葉状腫瘍の方が大きい傾向にある．
- 超音波検査で内部に**スリット**や**嚢胞形成**を伴えば，より葉状腫瘍が疑わしい．
- 画像上，**葉状腫瘍と線維腺腫の鑑別は困難**なことも少なくない．

▶葉状腫瘍の特徴と画像所見

葉状腫瘍は，線維腺腫と同じく乳腺に特有の線維上皮性腫瘍であるが，線維性間質が細胞成分に富み，しばしば多形性な細胞の形態を示す．

間質の細胞密度，細胞異型，核分裂の数，周囲への浸潤形態，間質性成分の一方的増殖などから，**良性（60〜75％）**（図1, 2）・**境界悪性（12〜26％）**（図3）・**悪性（10〜15％）**に分類される．

葉状腫瘍の診断時年齢の中央値は45歳で，**腫瘍の大きさは平均4〜5cm**であり，急速増大することがある．3cmを超える腫瘤の場合は，線維腺腫よりも葉

A　MG像

B　超音波像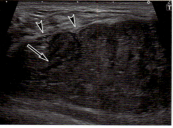

C　超音波像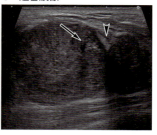

図1　40代，女性　良性葉状腫瘍
A：境界明瞭平滑な腫瘤（→）として描出される．
B，C：分葉状（►）で，境界明瞭平滑，内部不均質な腫瘤を認める．後方エコーは不変〜増強する．分葉構造と内部にスリット（→）を伴う．

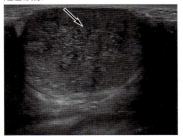

図2 20代，女性　良性葉状腫瘍
境界明瞭平滑で，後方エコーが増強する腫瘤を認める．分葉構造は目立たない．内部にスリット(→)を伴う．

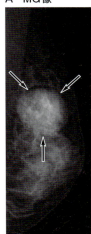

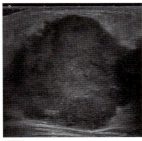

図3 40代，女性
境界悪性葉状腫瘍
A：境界明瞭平滑な腫瘤（→）として描出される．
B：D/W比が大きく，境界明瞭，やや粗ぞうな腫瘤を認める．

状腫瘍を疑い，針生検を行うことが勧められるが，病理組織検査でも両者の鑑別は難しいことがある[1]．

葉状腫瘍の治療は，**悪性度を考慮して，至適な切除マージンをつけた完全切除が第一**である．悪性度が高くなるほど，再発予防のために，より確実な切除マージンが必要となる[2]．したがって，術前の画像で慎重に評価することが望ましい．

MG：多くの場合，境界明瞭平滑で円形あるいは分葉状腫瘤として認められる．

超音波検査：円形または分葉形で，境界明瞭平滑な腫瘤として描出される．内部は不均質で，スリットや嚢胞形成を認めることがある[3]．これは，葉状腫瘍のもつ，細胞成分の不均一性や急速な増大を反映していると考えられる．

Memo

▶ 線維腺腫と葉状腫瘍の鑑別
- サイズの小さい線維腺腫と葉状腫瘍は，MG，超音波検査では鑑別が困難なことが多い．両者の鑑別には，造影MRIが有用な場合がある．嚢胞や強い（鋭角な）分葉構造は，葉状腫瘍でより多くみられる傾向にある．

参考文献
1) 日本乳癌学会（編）；乳腺腫瘍学，第4版．金原出版，2022．
2) 日本乳癌学会（編）；乳癌診療ガイドライン 2 疫学・診断編，2022年版，第5版．金原出版，2022．
3) 日本乳腺甲状腺超音波医学会（編）；乳房超音波診断ガイドライン，改訂第4版．南江堂，2020．

（林 早織，神谷 武志，久保 真）

Ⅱ 乳房超音波＆マンモグラフィ鑑別診断

2 線維腺腫と葉状腫瘍

Q45 線維腺腫と葉状腫瘍の鑑別ポイントについて教えてください．

- 画像検査で線維腺腫を疑う病変の中で，**40歳以上かつ増大**する腫瘍は**葉状腫瘍**を考慮する．
- 超音波検査で，**分葉状・内部にスリット**を認める場合，**葉状腫瘍**の可能性を考慮する．

▶葉状腫瘍の診断と治療方針

葉状腫瘍の治療は，**外科手術での完全切除**である．断端陽性は再発リスクを上昇させ，再発を繰り返すうちに悪性度が高まることもあるため[1]，乳房部分切除（**切除マージン1cm以上**）が推奨される[2]．病理組織像においても線維腺腫との鑑別が難しく，針生検で線維腺腫と診断されても，臨床所見や画像所見において葉状腫瘍の可能性が考えられる場合には，外科手術での完全切除を行う必要がある[3]．

▶線維腺腫と葉状腫瘍の鑑別ポイント[2]

① **発症年齢**：線維腺腫は思春期〜30代半ばの若年女性に多い．一方，葉状腫瘍の年齢中央値は45歳である．
　→**40歳以上は葉状腫瘍を疑う！**
② **腫瘍の大きさと発育**：線維腺腫は通常2〜3cmの大きさで増殖が止まり，大半は自然退縮する．葉状腫瘍の大きさは平均で4〜7cmとされており，短期間に増大することが多い．
　→**3cm以上，急速増大は葉状腫瘍を疑う！**
③ **超音波所見**：葉状腫瘍は線維腺腫よりも間質性成分の増殖が優位であるため，上皮性成分が圧迫され分葉状となる（図1）．また，内部には液体が貯留した裂隙（スリット）を認めることもある（図2）．
　→**分葉状・内部にスリットを認める場合は葉状腫瘍を疑う！**

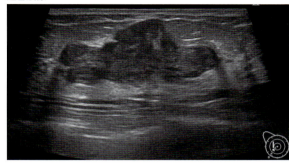

図1 20代，女性
分葉状を呈する葉状腫瘍

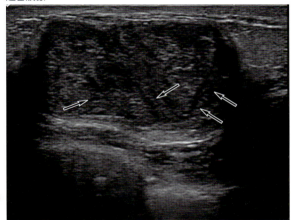

図2 30代，女性
内部にスリット（→）を認める葉状腫瘍

― Memo ―

▶ **急速増大する線維腺腫**
- 急速増大する8cm以上の線維腺腫を，巨大線維腺腫または若年性線維腺腫という．稀であるが，思春期〜30代半ばの若年女性の発症が多いとされている．治療は腫瘤摘出術が基本となる[2]．

参考文献 1) 日本乳腺甲状腺超音波医学会（編）；乳房超音波診断ガイドライン，改訂第4版．南江堂，p.110, 2020.
2) 日本乳癌学会（編）；乳腺腫瘍学，第4版．金原出版，p.202, 2022.
3) 日本乳癌学会（編）；乳癌診療ガイドライン 1 治療編，2022年版，第5版．金原出版，p.377-379, 2022.

（清水 由実）

II 乳房超音波&マンモグラフィ鑑別診断
2 線維腺腫と葉状腫瘍

Q46 超音波検査において患者の**年齢**に合わせて境界明瞭な腫瘤の**要精査基準**は変わりますか？

- **35歳以下**なら良性寄りに判断する．
- **45歳以上**の新出病変は悪性寄りに判断し，積極的に針生検などを行う．

▶ 超音波検査での境界明瞭な低エコー腫瘤の要精査基準

　乳癌の好発年齢は，40代後半と60〜70代の2峰性の分布を示しており，**35歳までの若年者の乳癌は非常に少ない**．全国登録のデータでみても，20代の乳癌は全乳癌の0.4％，30〜34歳で1.1％，35〜39歳でようやく3.0％であり，35歳以降で徐々に増えていく（図1）[1]．

　20代，30代の若年者で腫瘤を認めた場合，圧倒的に**頻度が高いのは良性の線維腺腫**であり，発生にはエストロゲンの影響が示唆されている．閉経が近づいてからの線維腺腫の新規出現はぐっと少なくなるため，40歳過ぎで新しく出てきた腫瘤で，画像的に線維腺腫を考える腫瘤をみたら，おや？　と疑う必要がある．D/W比が大きいなど，少しでもひっかかる所見があれば，要精査とするのが望ましい．同じ画像をみても25歳と45歳での新出病変では，針生検を行うかどうかの判断が変わることがある．頻度的に，トリプルネガティブ乳癌のような圧排性発育する乳癌の初期像をみている可能性もあるからだ（図2）．

　ただし最近は，ホルモン環境の変化によるものか，線維腺腫の発症年齢の高齢化も指摘されている．また，更年期でホルモン補充療法（hormone replacement therapy；HRT）を行っている場合は，50歳を過ぎても線維腺腫が新しく出現することはある．

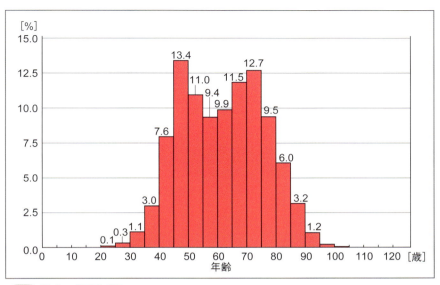

図1 乳癌の発症年齢
(文献1を元に作成)

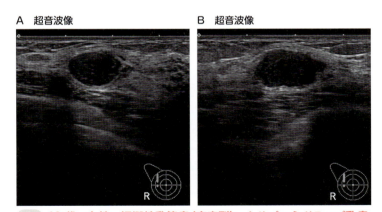

図2 40代，女性　浸潤性乳管癌（充実型），トリプルネガティブ乳癌
毎年，乳がん検診としてMGと超音波検査を交互に受けていた．
A，B： 今回，右乳房C領域に新規腫瘤が出現した．画像上は境界明瞭で一見線維腺腫を疑う所見である．
針生検では浸潤性乳管癌（充実型），トリプルネガティブ乳癌の診断となった．

参考文献 〉1）日本乳癌学会：全国乳がん患者登録調査報告−確定版−．第51号 2020年次症例, 2023.

(明石 定子)

II 乳房超音波&マンモグラフィ鑑別診断

3 囊胞性病変

Q47 囊胞の典型的な画像の特徴を教えてください．

A
- 典型的な超音波像は，**腫瘤の壁が境界明瞭・平滑**で，**内部が無エコー**，**後方エコーが増強**する腫瘤として描出される（図1，2）．
- **外側陰影**［COLUMN「外側陰影ができるしくみ」p.162参照］を有することが多いが，コンパウンド走査の影響でみえないことも多くなっている．

▶ 囊胞の典型的な画像の特徴

超音波検査：囊胞の典型的な超音波像は，境界明瞭平滑で，内部が無エコー，後方エコーが増強する腫瘤として描出される．それは，囊胞の壁は薄く，内部に液体を含む水風船のような構造のためである．エコーの音響ビームは，囊胞の内容液の中を減衰・散乱せず通過するため，無エコー（均一な黒色）となる．また，減衰・散乱しない音響ビームが，囊胞内を通過し深部組織に入り，強い音響ビームがプローブに戻るため，近接する同じ層の組織と比較して，後方エコーは増強する．し

超音波像

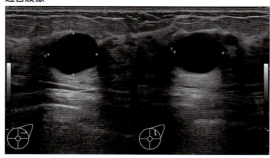

図1 40代，女性　単純囊胞
境界が明瞭平滑で，内部が無エコー，後方エコーの増強を認める．

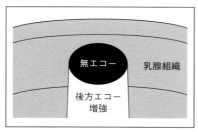

図2 超音波での典型的な囊胞像のシェーマ

MG像（MLO方向）

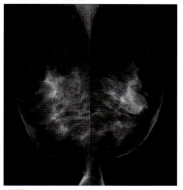

図3 50代，女性　単純嚢胞
左乳房M領域に境界明瞭な腫瘤性陰影を認める．

超音波像

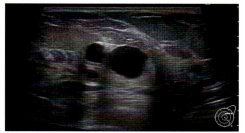

図4 50代，女性　隔壁を伴う嚢胞
大小の嚢胞が隣接しているようにみえるもの，複数の隔壁を伴うものなど形態は様々である．

たがって，嚢胞の内容液の性状や構造物によって，その像は多彩に変化する．

マンモグラフィ（MG）： 典型的な嚢胞は，MG像でも境界明瞭な腫瘤性陰影として認められる（図3）．背景の乳腺濃度が低い場合，その所見の対比は容易だが，**不均一高濃度～高濃度乳房では，嚢胞は超音波検査のみ確認可能な所見**となる．嚢胞の中には，多発するもの，形が歪なもの，隔壁の存在するもの，内部に乳頭状や広基性の充実性成分を認めるもの，または壁自体が肥厚しているものと，様々な所見を認める場合がある．

▶ 嚢胞の鑑別

実際にプローブを操作する場合は，嚢胞全体の様子を確認し，**嚢胞壁の状態，隔壁形成**（図4），**内部の性状や充実性成分の有無など**を確認する．柔らかい嚢胞は，プローブで圧迫すると容易に形状が変化する．嚢胞は臨床所見上，柔らかく自覚症状がないことが多いが，緊満すると腫瘤として体表から触知可能であり，疼痛を伴うものもある．

嚢胞は乳腺症性の変化のひとつとして，乳管内の閉塞により大小の嚢胞が形成されるとされ，散在性に多発する像を認めることも多い．また，授乳期には乳瘤の変化のひとつとして，豊胸後の脂肪壊死や乳腺術後の変化による嚢胞形成を認めることもある．これらは一般的には良性の変化だが，多発小嚢胞にはごく稀に悪性の所見を有する場合がある．したがって，患者背景（年齢・既往歴・授乳期乳腺・豊胸の有無など）も，鑑別を行う上での判断材料となる．

参考文献 1) 日本乳腺甲状腺超音波医学会（編）；乳房超音波診断ガイドライン，改訂第4版．南江堂，p.75-77, p.109, 2020.
2) 日本乳癌学会（編）；臨床・病理 乳癌取扱い規約，第18版，金原出版，p.35, 36, 2018.
3) 日本乳癌学会（編）；乳腺腫瘍学，第4版．金原出版，p.122-124, 2022.

（野上 真子）

3 囊胞性病変

COLUMN 外側陰影ができるしくみ

外側陰影（lateral shadow）とは

外側陰影とは，腫瘤などの側面に生じる音響陰影のことである．減衰や散乱，音響インピーダンスの差の大きな境界面で生じる音響陰影とは異なり，音速の異なる境界面における音波の屈折により生じる．乳房においては，線維性被膜で覆われた腫瘤の側面や，Cooper靱帯でみられることがある．ただし，最近の超音波装置では，コンパウンド走査（走査方法を2つ以上組み合わせた複合走査）の影響で外側陰影や後方エコーの変化が現われにくくなっているため，その判定には注意を要する．

音速と音波の屈折

音波の性質のひとつに"屈折"という現象がある．屈折とは，**音速の異なる境界面において音波の進む方向が変化する現象**である．ある入射角までは屈折して音波が進むが，臨界角を超えると屈折角が90°を超え，全反射するようになる．物質1における音速をC_1，法線（境界面に対して垂直に交わる線）に対する入射角をθ_1，物質2における音速をC_2，法線に対する屈折角をθ_2とすると，これらの関係性は以下の式で示される．これをSnellの法則という（図1）．

$$\frac{\sin\theta_1}{C_1} = \frac{\sin\theta_2}{C_2} \quad (\text{Snellの法則})$$

屈折する方向については，音波を車に例えてイメージすると理解しやすい（図2）．物質1から物質2に向かって車が進むとすると，左前輪が先に音速の速

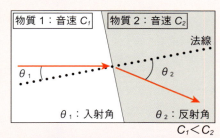

図1 音速の異なる2つの物質の境界面における入射角と反射角の関係

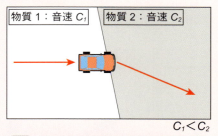

図2 車に例えて考えた音波の屈折方向

い物質2に差し掛かることで，その進行方向が右寄りに変化する．このように，腫瘤内外での音速差や被膜によって屈折や全反射が起こることで，音波の到達しない領域が出現し，これが外側陰影となる（図3）．

音波は伝わる物質によって固有の音速をもつ．37℃の新鮮標本における音速は，乳腺で1541m/s，脂肪で1412m/sとされ[1]，脂肪では乳腺に比べて音速が遅い．そのため，特に脂肪組織内に突出したCooper靱帯では，周囲との音速差による屈折・全反射により，音響陰影が発生しやすい．

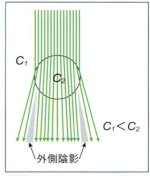

図3 腫瘤における外側陰影

Memo

▶ **外側陰影（lateral shadow）の各書による定義**

・**乳房超音波診断ガイドライン[2]**

　腫瘤後方の外側に存在する音響陰影である．腫瘤内部における超音波の減衰ではなく，腫瘤側面の境界部の性状と腫瘤内外の音速の違いによって生じる．腫瘤内部の音速が遅く，かつ腫瘤側面の境界が平滑な場合，腫瘤辺縁に入射したビームは腫瘤方向に屈折するが，外側ではビームは直進するため，外側縁の後方にビームの到達しない領域ができる．コンパウンド走査を用いるとみられにくい．

・**超音波医学辞典[3]**

　超音波の屈折と全反射により生じる音響陰影のこと．球状物質の両外側下方に陰影が生じることが多いので，外側陰影と呼ばれる．球状物質，例えば，胆囊，類円形の腫瘤などの辺縁は超音波ビームの屈折が大きくなり，かつ入射角が臨界角を超えるために全反射する．そのため，辺縁の外側下方には超音波は透過せず，音響陰影が生じる．この時，辺縁が整であることが多く，粗であると辺縁で散乱が起こり，超音波は下方にも透過し，外側陰影は生じにくい．つまり，辺縁整の類円形の腫瘤では外側陰影を生じやすく，腫瘤が線維性被膜で覆われているような良性のものの可能性がある．
　悪性細胞の浸潤を腫瘤辺縁に認めるような場合には，外側陰影は認めにくい．これは，超音波断層像におけるアーチファクトのひとつである外側陰影がtissue characterization（組織特異性）を表すことができるよい例である．

・**医用超音波用語集[4]**

　腫瘤などの側面より後方に延びる音響陰影．

参考文献　1) 植野 映・他：乳房組織および乳房腫瘤の超音波速度．日超医講演論文集 47: 161-162, 1985.
　　　　　2) 日本乳腺甲状腺超音波医学会：乳房超音波診断ガイドライン改訂第4版．南江堂，p.73, 2020.
　　　　　3) 辻本文雄：超音波医学辞典，秀潤社，p.88, 2000.
　　　　　4) 日本超音波医学会：医用超音波用語集．available at: https://www.jsum.or.jp/terminologies

（三塚 幸夫）

Ⅱ 乳房超音波&マンモグラフィ鑑別診断
3 囊胞性病変

Q48 囊胞にみえない囊胞はありますか？

A
- 典型的な超音波所見を示さない囊胞は，complicated cystまたはcomplex cystに分類される．
- 囊胞との鑑別を要する病変の超音波画像診断は，**充実性パターンや混合性パターンの腫瘤に準じて評価**する．
- 一見，囊胞や濃縮囊胞にみえる病変の中から，乳癌を見落としなく拾い上げることが重要である．

▶囊胞の超音波像の特徴に基づく分類

囊胞は超音波像の特徴に基づいて，**simple cyst**，**complicated cyst**，**complex cyst**に分類される．囊胞の典型的な画像の特徴を示すsimple cystに対して，囊胞内デブリスに起因する均一な低レベルの内部エコーや液面形成を認める囊胞をcomplicated cyst，厚さ0.5mm以上の壁や隔壁を有する充実性部分と液状部分からなる腫瘤をcomplex cystと分類する．日本語で濃縮囊胞と称する病変はcomplicated cystに相当する．濃縮囊胞内のデブリスは充実性にみえるが，充実性部分の境界が不明瞭，血流シグナルがみられない，体位変換により充実性部分が移動する，周囲に囊胞や同様の病変が多発しているなどの所見が濃縮囊胞の診断に有用である．

臨床症状のないsimple cystとcomplicated cystに対して細胞診や針生検は通常不要であるが，complex cystについては充実性部分からの針生検により良悪性を慎重に鑑別する必要がある．

▶囊胞との鑑別を要する病変の超音波画像診断

超音波像で囊胞（濃縮囊胞を含む）と確定診断できない病変については，**混合性パターン（充実性部分と液状部分を有する）や充実性パターンの腫瘤に準じて評価**を行う．

病変内の液状部分が少なく充実性部分が多い場合は，**充実性パターンの腫瘤**（図1）として評価する．囊胞との鑑別を要する境界明瞭平滑な腫瘤においては，**①最大径＞5，≦10mmかつ縦横比（D/W比）≧0.7，②最大径＞10mm（20mm以下かつD/W比＜0.5のものを除く）**に該当するものを，カテゴリー3，4として**要精検**とする．

混合性パターンの腫瘤（図2）は，無症状の15mm以下のものはカテゴリー2，

15mmより大きいものはカテゴリー3, 4として**要精検**とする.

嚢胞との鑑別を要する病変には，膿瘍・血腫・脂肪壊死・乳瘤・オイルシスト（オイル嚢胞）・術後漿液腫・乳癌（嚢胞内癌・扁平上皮癌・化生癌など）などがある．臨床的には一見，嚢胞や濃縮嚢胞にみえる病変の中から乳癌を見落としなく拾い上げることが重要である．特に高齢女性の嚢胞内腫瘤は乳癌の可能性が高いため，年齢を考慮して慎重に診断する必要がある．

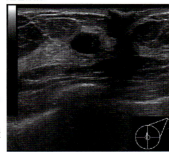

超音波像

図1 **70代，女性　左乳頭下腫瘤（充実性パターン）**
（病理組織診断：濃縮嚢胞）
左乳頭下に血流のない境界明瞭平滑な低エコー腫瘤（最大径≦10mmかつD/W比≧0.7）を認める.

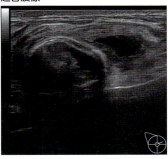

超音波像

図2 **40代，女性　右乳房腫瘤（混合性パターン）**
（病理組織診断：偽嚢胞＋異物性肉芽腫）
シリコンバッグと脂肪注入による豊胸術歴があり，その後，不快感のためシリコンバッグを除去．右乳房に圧痛を伴うしこりを自覚．壁が肥厚した嚢胞内に，血流のない充実性部分を認める．

図3 **40代，女性　左乳腺嚢胞**

A : 多重反射（プローブから放射されたパルスが組織境界で反射され，プローブの接触面と組織の境界を

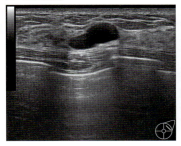

A　超音波像

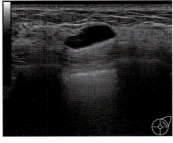

B　超音波像

何度も往復して反射が繰り返される現象）によるアーチファクトがみられる．これを充実性部分としてとらえ，混合性パターンとして拾い上げることで過剰診断となることがある．
B : 超音波ビームの角度を変えて観察すると，多重反射によるアーチファクトが軽減される．

参考文献 1) 日本乳腺甲状腺超音波医学会（編）：乳房超音波診断ガイドライン，改訂第4版．南江堂，p.76-79, p.124-127, 2020.

（吉田 美和）

Ⅱ 乳房超音波&マンモグラフィ鑑別診断

3 囊胞性病変

Q49 小囊胞が集簇している場合の取り扱いについて教えてください．

A
- 小囊胞が集簇している場合，**多くは乳腺症**であるが，**粘液瘤様腫瘍（mucocele-like tumor）・非浸潤性乳管癌・乳管内成分優位の浸潤性乳管癌**なども鑑別に挙がる．
- **複数の点状高エコー・バスキュラリティの増加・構築の乱れ**などの随伴所見を認めた場合に，要精査とする．

▶ 小囊胞が集簇している場合の取り扱い

　数mmの小囊胞が小範囲に限局して集簇性に分布している場合，**ほとんどが良性の乳腺症**であり，検診において他の所見を伴わない場合はカテゴリー2，つまり精査不要である．しかし，**複数の点状高エコー・バスキュラリティの増加・構築の乱れ**などの随伴所見を認める場合は要精査とする[1]．鑑別疾患には乳腺症（図1，動画1）の他に，粘液瘤様腫瘍（mucocele-like tumor），非浸潤性乳管癌（図2，動画2），乳管内成分優位の浸潤性乳管癌などが挙が

▶ 動画1

動画1　図1-Aの動画：小囊胞集簇を認める超音波像（Bモード）

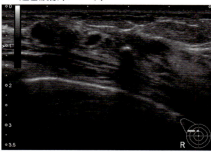

A　超音波像（Bモード）

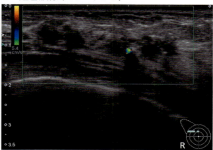

B　超音波像（カラードプラ）

図1　40代，女性　右乳房C領域小囊胞集簇（病理組織診断：囊胞内に分泌物を伴う乳腺症）

右乳房C領域に硬結を触知した．マンモグラフィ（MG）像（非提示）では背景乳腺が不均一高濃度で，悪性を疑う所見は検出されなかった．
A：右乳房C領域の硬結部位に小囊胞の集簇を認め，囊胞内には複数の点状高エコーを認める．
B：小囊胞の境界部に点状の血流シグナルを認めるのみで，バスキュラリティは低い．

A　MG像（CC方向）　　　　　　B　造影MRI（早期相）

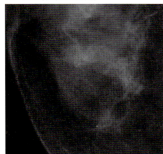
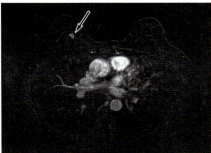

C　超音波像（Bモード）　　　　　D　超音波像（カラードプラ）

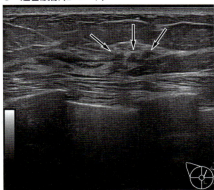
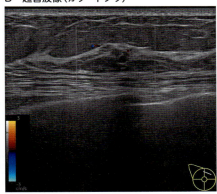

図2　60代，女性　右乳房A領域小囊胞集簇（病理組織診断：非浸潤性乳管癌）
A：右乳房に微小円形石灰化が散在し，A領域で分布密度が若干高く，集簇性分布を示している．
B：右乳房A領域に造影病変を認める（→）．
C：右乳房A領域に小囊胞の集簇を認め（→），囊胞内に複数の点状高エコーを認める．
D：病変の周囲にごくわずかな血流シグナルを認めるのみで，バスキュラリティは低い．

る．粘液瘤様腫瘍（mucocele-like tumor）は異型乳管過形成や非浸潤性乳管癌，粘液癌を含む浸潤癌と共存する可能性があるため臨床的に注意を要する[2]．

　超音波検査単独では診断が難しいことも多く，MGや乳房造影MRIが施行されている場合には，それらの画像所見も参照して総合的に判断することが望ましい．

▶動画2

動画2　図2-Cの動画：小囊胞集簇を認める超音波像（Bモード）

参考文献
1) 日本乳腺甲状腺超音波医学会（編）：乳房超音波診断ガイドライン，改訂第4版．南江堂，p.91, 92, 97, 100, 101, 2020.
2) Tanaka K, et al: Indeterminate calcification and clustered cystic lesions are strongly predictive of the presence of mucocele-like tumor of the breast: a report of six cases. Breast Cancer 16: 77-82, 2009.

（吉田 美和）

II 乳房超音波&マンモグラフィ鑑別診断

3 囊胞性病変

Q50 典型的な**濃縮囊胞の超音波像**を教えてください．

- 典型的な濃縮囊胞の超音波像は，比較的**小さいもの（5mm程度）**では**円形**で**境界明瞭平滑**である．
- 特に**腫瘤前方の境界部が明瞭平滑**であり，**前方に円弧状の高エコー**を伴う．典型例では**後方エコー**は**減弱**する．

▶ 濃縮囊胞とは何か？

単純囊胞の超音波像に関しては，p.160-161, 2-3-Q47でも説明されているが，境界明瞭平滑で内部エコーが無エコー，後方エコーが増強し，検診でも診療でも多くの症例でみられる明らかな良性の所見である．

濃縮囊胞とは，一般の成書では使用されることはないが，超音波診断分野においてのみ使用されている．一言でいえば**内部エコーを有する囊胞**であるが，内部に粘度の高いチーズやミルク，あるいはオイル様の内容物を有することに由来する．

▶ 典型的な超音波像

典型的な濃縮囊胞の超音波像（**図1**）と，そのシェーマ（**図2**）を示す．
『乳房超音波診断ガイドライン，改訂第4版』[1]によれば，超音波像の特徴は以下のとおりである．

①円形で境界明瞭平滑，特に腫瘤前方の境界部が明瞭平滑である．また，前面には円弧状の高エコーを有する．

超音波像

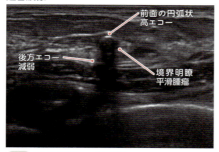

図1 濃縮囊胞の典型像

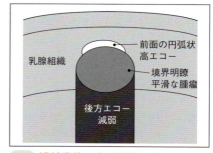

図2 濃縮囊胞の超音波像のシェーマ

②縦横比（D/W比）は大きいことが多い．
③嚢胞の内容物によって，後方エコーは不変〜減弱する．
④典型像は5mm程度の小さいものでみられる．

▶ 浸潤性乳管癌充実型の超音波像との鑑別のポイント

　濃縮嚢胞と診断できれば，検診においても診療においても明らかな良性と判断でき，カテゴリー2となる．ただし，浸潤性乳管癌充実型などの膨張圧排型の浸潤癌との鑑別は非常に重要である．

　ポイントとしては，**典型的な濃縮嚢胞では後方エコーが減弱する**点である．浸潤性乳管癌充実型では後方エコーは増強し，一見，境界明瞭平滑にみえることがあっても，後方エコーが減弱することはないからである．

▶ 癌との鑑別に悩んだ場合には？

　後方エコーが不変である濃縮嚢胞において，浸潤癌との鑑別が困難な場合には，第一に穿刺吸引細胞診を行うことを推奨する．比較的細い針を穿刺し，内容物が吸引され虚脱すれば，診断は濃縮嚢胞であると確信できる．

▶ 典型例と異なるが，覚えておきたい濃縮嚢胞の超音波像

　明らかに濃縮嚢胞と診断できる超音波像の違う形態を示す（図3）．一見，混合性腫瘍（嚢胞内腫瘍）のようにもみえるが，これは濃縮嚢胞もしくはオイルシスト（オイル嚢胞）と診断できる超音波像である．乳瘤でも同様の超音波像を呈することがある．

A　超音波像　　　　　　　　　　B　超音波像

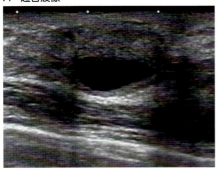 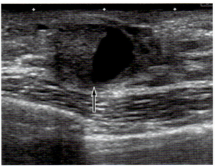

図3　濃縮嚢胞の超音波像
A：比重の軽いオイル成分は，液面形成の上部にみられる．
B：比重の軽いオイル成分は，横になった時には頭側にみられ，画面上は左側となる．その境界線は直線的にみえる（→）．

ポイントは，被検者の頭側（画面では左側）に内部エコーがあること，無エコーの部分と内部エコーのある部分の境界線が直線的であることである（図3）．なぜ左側に内部エコーがあるかというと，被検者は歩いて検査室に入るが，その時に比重の軽いオイルやチーズ，ミルク様の成分が上，つまり頭側にあるが，検査室で横になるとそれが左側に移動するためである（図4）．

　濃縮嚢胞ではなく嚢胞内腫瘤であり，充実成分かどうかの判断に悩む場合には，カラードプラなどで血流がないことを確認することもひとつの方法である（図5）．

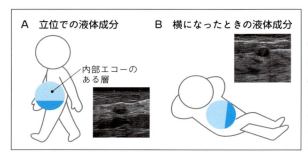

図4　左側に内部エコーがみえる理由

A：立位では，内部エコーのある層（比重の軽い脂肪やオイル）は上層に存在する．
B：検査室で被検者が横になると，内部エコーのある層は左側に移動する．

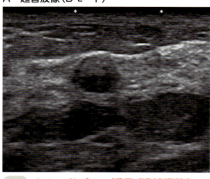
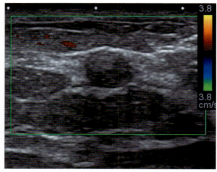

A　超音波像（Bモード）　　B　超音波像（カラードプラ）

図5　カラードプラの活用（濃縮嚢胞）

超音波検診を受診した女性の例．検診の現場ではよく遭遇する画像所見である．本例は濃縮嚢胞であるが，超音波Bモード像（**A**）のみでは嚢胞内腫瘤ではないかと悩む場面もあるだろう．経験豊富なエキスパートは**A**の画像のみで濃縮嚢胞と判断可能であるが，初学者などではカラードプラ（**B**）を用いて内部に血流がないことを確認し，腫瘍性病変ではないと判断することも有用であろう．

参考文献　1）日本乳腺甲状腺超音波医学会（編）：乳房超音波診断ガイドライン，改訂第4版．南江堂，p.110, 2020.

（坂 佳奈子）

3 嚢胞性病変

Q51 典型的な**乳管内乳頭腫**の画像所見について教えてください．

- **乳管の異常**として認められる場合と，**嚢胞内腫瘤**として認められる場合があるが，**乳頭状病変の良悪性の鑑別は難しい**ことが多い．
- 乳管内乳頭腫が第一に考えられる場合には，臨床の現場では**要精検**とする．
- 検診では**点状高エコー**や**血性乳頭分泌**などの随伴症状がなければ，15mm以下の混合性腫瘍の場合には要精検としない．

▶乳管内乳頭腫の特徴

　乳管内乳頭腫の好発年齢は40〜50歳で，乳管内に発生する乳頭状腫瘍で最も頻度の高い上皮性腫瘍である．病理組織学的には，血管を伴う比較的広い間質を茎に，異型の乏しい乳管上皮細胞と筋上皮細胞が2層をなして配列する．乳管上皮細胞が形成した腺腔内あるいは硝子化した間質内に，石灰化がみられることがある．

　樹枝状の血管結合織を伴って乳管内に増殖する良性の乳頭状腫瘍で，**乳管が嚢胞状に拡張した場合は嚢胞内乳頭腫（intracystic papilloma）**と呼ばれる．乳管内乳頭腫の中に，異型乳管過形成や非浸潤性乳管癌（DCIS）が認められることがある．

▶乳管の異常として認められる場合

　乳管内乳頭腫は，**乳輪下の太い乳管に由来する中枢型**と，**乳腺辺縁部の終末乳管小葉単位に由来する末梢型**に分けられ，**頻度としては中枢型の方が多い**．中枢型乳頭腫を有する多くの症例で，血性または漿液性の異常乳頭分泌液が認められる．

　マンモグラフィ（MG）： 腫瘤や拡張乳管が同定可能な場合があるが，多くの症例ではMGで描出されない．MGでは，その他の良性腫瘍や悪性腫瘍との鑑別が困難である．

　超音波検査： 乳管から連続する拡張乳管内に，立ち上がりの急峻な充実性病変として認められる．拡張乳管は伴うが広狭不整を伴わない．カラードプラ法では，1本か少数か所からの流入血流を認める（**図1**）．

A 超音波像（Bモード）

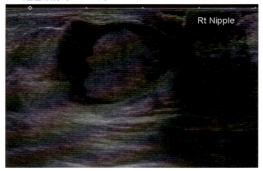

B 超音波像（カラードプラ）

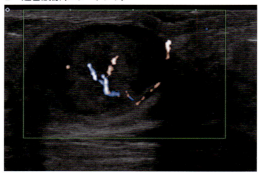

図1 40代，女性　乳管の異常として認められる乳管内乳頭腫
A：拡張乳管内に立ち上がり急峻な充実性病変を認める．
B：1か所からの流入血管を認める．

　MRI：一般的に病変は円形〜卵円形，分葉状で，T1強調像で等〜淡い低信号，T2強調像で等〜中程度の高信号を呈する．ダイナミックMRIでは，悪性病変との鑑別が困難なことが多い．

▶嚢胞内腫瘤として認められる場合

　嚢胞は円形〜楕円形，内部充実性部分は高（〜低）エコーで，時に液面を形成する．嚢胞内乳癌，特にDCISとの鑑別は，画像上困難なことがある．
　MG：サイズが大きい場合には境界明瞭な高濃度腫瘤として描出されるが，他の腫瘤との鑑別は困難である．
　超音波検査：充実性部分は乳管内病変と同様に，立ち上がりが急峻である（図2, 3）．エラストグラフィでは，充実性部分は歪みの低下を認める．
　MRI：時に血性乳頭分泌がT1強調像で，乳管に沿う高信号として描出される．充実性部分はダイナミックMRIで早期濃染され，fast washoutまたはplateau enhancementパターンを呈するが，嚢胞内乳癌との鑑別は困難である．

A 超音波像（Bモード）

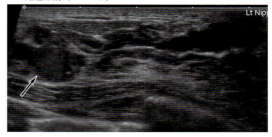

B 超音波像（カラードプラ）

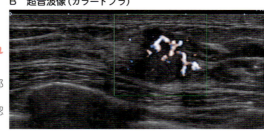

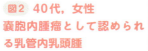

**図2 40代，女性
嚢胞内腫瘤として認められる乳管内乳頭腫**

A：立ち上がり急峻な充実性部分を認める（→）．
B：2か所からの流入血管を認める．

A 超音波像（Bモード）

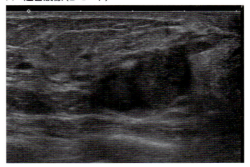

B 超音波像（カラードプラ）

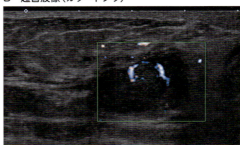

図3 50代，女性　嚢胞内腫瘤として認められる乳管内乳頭腫

A：立ち上がり急峻な充実性部分を認める．
B：2か所からの流入血管を認める．

（位藤 俊一）

II 乳房超音波&マンモグラフィ鑑別診断

4 その他

Q52 良性で構築の乱れを来すことはありますか？

- 構築の乱れは，非腫瘤性病変に含まれる比較的稀な**乳房実質内に限局して集中**する，乳腺の**ひきつれ**を呈する所見である．
- 悪性だけでなく，**良性でも構築の乱れを来す**ことがある．

▶ 良性でも構築の乱れを来す画像の特徴

マンモグラフィ（MG）で要精検となる異常所見のひとつに"構築の乱れ"がある．超音波所見において構築の乱れとは，**乳腺のひきつれや歪み**が生じている状態を指す．良性では，**硬化性腺症**（sclerosing adenosis）（図1, 2），**放射状瘢痕**（radial scar）（図3）などで認められる．放射状瘢痕がやや大きくなると，複雑型硬化性病変（complex sclerosing lesion）ともいわれる．

▶ 構築の乱れの診断

明らかな浸潤癌の合併は診断が比較的容易だが，非浸潤性乳管癌（DCIS）の合併の有無は，画像診断では困難なことがある．針生検や吸引式乳房組織生検による精査を要するが，針生検や吸引式乳房組織生検によるインターベンションにおいても診断が困難なことがある．これらのインターベンション手技を行う場合には，できる限りダイナミックMRIも参考にして，採取部位を決定することが重要である．

また，術後や生検後，および打撲など外傷による瘢痕も，構築の乱れと認識されることがあるため注意が必要である．超音波像の静止画では判定が難しい場合がある．良性の可能性が高く，浸潤癌の合併の可能性が低い場合には，低悪性度の乳癌の合併の可能性を説明した上で，3〜6か月後の経過観察を考慮する．

MG：中心濃度の上昇や石灰化の増加を認める場合，再度の精査が必要である．

超音波検査：乳腺内低エコー域の増大や血流シグナルの増加などの変化を認める場合には，再度の精査が必要である．

超音波像

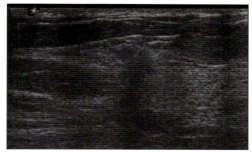

図1 40代，女性　硬化性腺症

超音波像

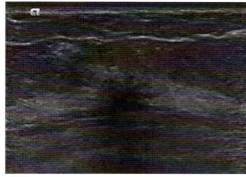

図3 50代，女性　放射状瘢痕

MG像（MLO方向）

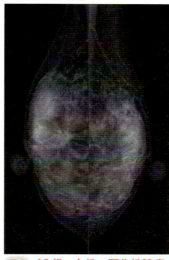

図2 40代，女性　硬化性腺症，図1とは別症例

（東京女子医科大学乳腺外科　明石 定子先生のご厚意による）

Memo

▶ 構築の乱れを来す悪性病変 / 良性病変
- 悪性を来す構築の乱れとしては，浸潤性乳管癌，浸潤性小葉癌や硬化性腺症を背景としたDCISなどが挙げられる．
- 良性を来す構築の乱れとしては，硬化性腺症，放射状瘢痕などがある．

（位藤 俊一）

Ⅱ 乳房超音波＆マンモグラフィ鑑別診断
4 その他

Q53 良性で不整形腫瘤を示すことはありますか？

- 日常的に頻度が高いのは，**硬化性腺症**である．
- その他に，**偽浸潤を伴う乳管内乳頭腫**，**線維性間質の増生を伴う乳腺症型線維腺腫**，**乳管腺腫**などが挙げられる．

▶ 不整形腫瘤を示す組織型

　良性病変で浸潤性乳管癌硬性型のような不整腫瘤像を示すものは，構築の乱れを伴う乳腺症病変（硬化性腺症に伴う放射状瘢痕）である（前項2-4-Q52参照）．それ以外では，乳管内乳頭腫（ 図1-A ），乳管腺腫，線維症，乳腺症型線維腺腫（ 動画1 ）などにみられ，これは偽浸潤によって境界明瞭粗ぞう〜不明瞭となり，浸潤性乳管癌のような所見を呈する．葉状腫瘍は，周囲との境界が一部曖昧になる部位がある（ 図2-A ）．また，肉芽腫性乳腺炎の一時期，脂肪壊死が挙げられる．頻度は少ないが，腺筋上皮腫，顆粒細胞腫，乳房内アミロイドーシス（ 図1-D ）なども，不整形腫瘤を示す．

▶ 鑑別診断

　マンモグラフィ（MG）や超音波検査で境界部の形状が不整にみえると，悪性病変との鑑別が困難になる．良性の不整形腫瘤は悪性病変と比べると**エコーレベルが比較的高く，内部構造も均質なことが多い**が，無理をせずに6か月後の経過観察や，穿刺吸引細胞診，針生検，吸引式乳房組織生検による診断を行う．
　MRIにて精査を行うと，形状やダイナミックMRIで得られる時間信号曲線（TIC）の違いにより，良性病変の特徴がとらえられることもある．

▶ 細胞診，組織診断のコメントに注目

　肉芽腫性乳腺炎は，臨床症状（熱発を伴わない腫瘤，授乳後1〜2年に多い）の問診が重要であるが，**穿刺吸引細胞診のコメントに「類上皮細胞，Langhans型巨細胞」が含まれていれば決め手になる**．
　乳管腺腫や乳腺症型線維腺腫は，組織診断でも悪性が疑われることがある．細胞診や組織診断の依頼書には，病変の画像所見や推定組織型を記入し，検体を得た病変の臨床的・画像的情報を適切に伝えることが重要である．

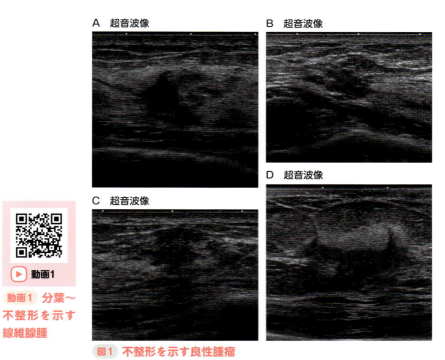

動画1 分葉〜不整形を示す線維腺腫

図1 不整形を示す良性腫瘤
A：乳管内乳頭腫，B，C：乳腺症，D：乳房内アミロイドーシス

図2 30代，女性　葉状腫瘍
A：境界明瞭な楕円腫瘤で，乳頭側の境界は不整（→）である．
B：不整形の高濃度腫瘤が認められる．境界の所見は，悪性所見でみられるスピキュラや毛羽立ちとは異なり，明瞭である．

（何森 亜由美）

Ⅱ 乳房超音波&マンモグラフィ鑑別診断

4 その他

 Q54 典型的な過誤腫の画像所見について教えてください.

- 過誤腫は，**境界明瞭平滑な楕円形腫瘤**として描出される．
- 超音波像では内部に**高エコーと低エコーが混在**し，マンモグラフィ（MG）像では内部に**脂肪濃度**が含まれる．

▶ 過誤腫の画像所見

過誤腫の腫瘤像は楕円形を示し，境界明瞭平滑である．

超音波検査：腫瘤内部の**高エコーと低エコーの混在**が特徴であり（ 図1-A ），これは性質の異なる2つの成分すなわち脂肪組織と腺組織，もしくは脂肪組織と線維組織とが細かく入り組んでいることにより生じる[1]．

MG：境界明瞭な腫瘤影の中に**乳腺組織を反映した島状の濃い陰影と，脂肪組織を反映したX線透亮域が混在**することが特徴である（ 図1-B ）．

▶ 過誤腫の組織所見[2][3]（ 図1-D, E ）

乳腺過誤腫は，乳房内に**周囲との境界明瞭な被膜を有する腫瘤**を作る．乳房の組織成分と同一，あるいは一部が欠損した組織からなり，しかも，各組織成分の割合が著しく正常と異なるものである．

過誤腫自体は良性であるが，軟骨成分や脂肪組織成分が肉腫の像を示した例や，腫瘤内部に乳癌が発生した例が報告されている[1][4]．

○ ○ ○ ○ ○ **Memo** ○ ○ ○ ○ ○

▶ **大きな過誤腫の場合**
- 大きな過誤腫では，全体像をみて境界明瞭平滑な腫瘤ととらえることができれば，内部エコーから過誤腫と診断することは可能である．

参考文献
1) 坂元吾偉：過誤腫．病理と臨床 19: 390-392, 2001.
2) Tse G, et al: Hamartoma. In WHO Classification of Tumors Editorial Board (ed); WHO Classification of Tumors, 5th ed, Vol.2. Breast tumors. IARC, Lyon, p.166, 167, 2019.
3) 日本乳癌学会（編）；臨床・病理 乳腺取扱い規約．第18版．金原出版, p.36, 2018.
4) 林 直樹・他：乳腺過誤腫に発生した紡錘細胞癌の1例．日臨外会誌 83: 479-484, 2022.

A 超音波像

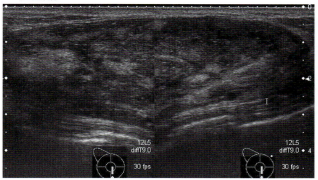

B MG像（MLO方向）

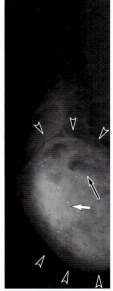

C T1強調像

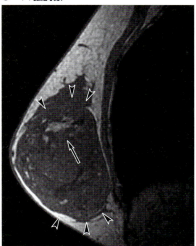

D 割面肉眼像

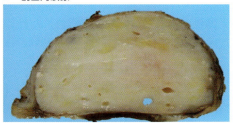

E 病理組織像（HE染色）

図1 30代，女性　過誤腫

A：右乳房B区域に境界明瞭平滑な8cm大の楕円形腫瘤を認める．内部は高エコーと低エコー部分が混在し，無エコー部分を伴っている．
B：境界明瞭平滑な腫瘤影（▶）の中に濃い陰影（⇨）とX線透亮域（→）が混在し，びまん性微小円形石灰化を認める．
C：腫瘤（▶）内に脂肪（高信号域；→）が存在する．
D：限局性の黄白色腫瘤内に斑状の黄色域が混在し，大小多数の囊胞を認める．
E：腫瘤内部は脂肪成分と乳腺組織が混在し，辺縁は圧排された乳腺組織により偽被膜を形成している．

（齋村 道代）

II 乳房超音波&マンモグラフィ鑑別診断

4 その他

Q55 豊胸術を受けた乳房（インプラント）の画像所見について教えてください．

A
- 通常，インプラントは大胸筋下に挿入されており，乳腺はやや伸展された状態で観察される．
- インプラントの破損時の超音波所見，BIA-ALCL（▶Memo）の存在を知っておく．

▶ **インプラントの画像診断**

　乳房インプラント挿入は美容目的の豊胸術として広く行われており，一般診療や検診にて多く遭遇する．現在使用されているインプラントは，半固形状のコヒーシブ・シリコンゲルを用いたシリコン・インプラントが主である．インプラントが体内に挿入されると，周囲に線維性被膜が形成される．**シリコン内部は均一な無エコー**を呈する（図1, 2）．通常，インプラントは**豊胸では乳腺下，乳房切除後の再建では大胸筋下に挿入されることが多く**，乳腺は通常の超音波検査と同様に観察可能である（図3）．ただし，乳腺組織はインプラントによってやや伸展されていることが多く，小病変の評価などが困難なことがある．

超音波像

乳腺→
大胸筋→
インプラント

図1 40代，女性
インプラント挿入例

超音波像

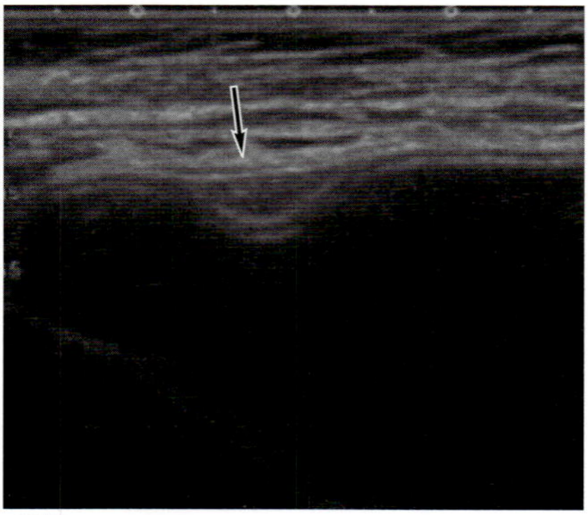

図2 40代，女性　インプラント挿入例
辺縁では，しばしばインプラントシェルが波打ってみられる（→）．

180

インプラント挿入者は破損の可能性からマンモグラフィ（MG）不可とする施設が多く，日本乳癌検診学会などの指針からも，MGの施行は推奨されていない．検診方法としては**超音波検査が第一選択**となり，石灰化による非浸潤性乳管癌（DCIS）の拾い上げなどができないため，これを念頭に置いて早期乳癌を注意深く診断していく必要がある．

インプラント挿入例については，インプラントの変形や破損検出のため，**約2年に一度は，超音波検査やMRIにて経過観察することが推奨**されている[1]．MG検診が受けられないことから，検診を敬遠する傾向もみられるため，超音波による検診の重要性を周知することが必要である．

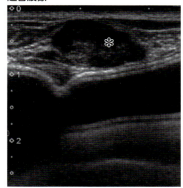

図3 40代，女性 インプラント上の乳腺に発生した線維腺腫

インプラント上の乳腺内に発生した腫瘤（＊）を認める．

▶ インプラントの破損

インプラント特有の所見としては，インプラントの破損がある．インプラントは経年劣化や外力により破損することがあるが，**多くは線維性被膜内に留まる被膜内破損**である．ほとんどの場合は無症状であり，超音波像で破損が発見されることが多い．

軽微な破損像は，**インプラント周囲に存在する少量の無エコー**として認められる．シリコンゲルの水分の染み出しや，外殻の断裂などによる（図4）．明らかな破損像では，**インプラントと被膜の間に漏出したシリコンゲルが，高エコーとして観察**される（図5）．破損が進行し被膜外漏出となると，乳腺下組織などへ漏出したシリコンゲルが高エコーとして認められ，吹雪様の所見を呈し，炎症や肉芽腫性反応などの症状が発生する．合併症を防ぐために，破損の早期診断を行うことが必要である．

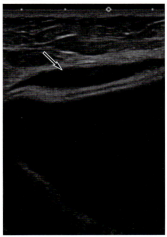

図4 50代，女性 軽微な破損例

インプラントに接して無エコーの層（→）を認める．

II 鑑別診断　4 その他

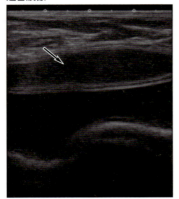 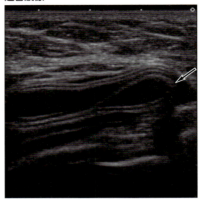

図5 40代,女性　明らかなインプラント破損例
インプラントシェルと被膜の間に漏出したシリコンゲル(→)を認める.

図6 50代,女性　生理食塩水インプラント破損例
虚脱したインプラントシェル(→)を認める.

　なお,生理食塩水インプラントでは,破損しても内容物は自然に吸収されることが多い(図6).インプラントの破損が認められた際はその旨を患者に伝え,手術施行医などへの情報提供を行う.ごく軽微な破損であれば必ずしも交換手術は必須ではないが,MRIによる精査や交換の要否を判断する必要がある.

Memo

▶ **乳房インプラント関連未分化大細胞型リンパ腫(breast implant-associated anaplastic large cell lymphoma;BIA-ALCL)**
- インプラント挿入者に,低頻度(1/3800〜30000)だがBIA-ALCLが発生することが知られている.
- 挿入後平均10年で発症するとされ,超音波像としては,インプラント周囲の著明な液体貯留や腫瘤形成像がみられる[2].

参考文献　1) 日本形成外科学会,ブレスト・インプラントガイドライン管理委員会:外傷・先天異常に対する乳房再建,ならびに乳房増大を目的としたゲル充填人工乳房および皮膚拡張器に関する使用要件基準,第2版.2022. available at: https://jsprs.or.jp/member/committee/wp-content/uploads/2022/05/30_bur_info_20220512.pdf
　　　　2) 五味直哉:乳房インプラント関連未分化大細胞型リンパ腫(BIA-ALCL)の画像診断. Oncoplastic Breast Surgery 8: 1-7, 2023.

(繁永 礼奈)

4 その他

Q56 注入による豊胸術の画像所見について教えてください．

A

- 脂肪注入後：マンモグラフィ（MG）上，乳腺後隙の拡大や乳腺後隙を中心に**脂肪変性による1〜2cmの円形中心透亮性石灰化の多発**を認める．超音波検査では**オイルシストの多発**や**嚢胞性変化**を認めることがある．

- ヒアルロン酸の注入後：MGでは乳腺後隙中心とする**境界明瞭な分葉状腫瘤の多発**を認める．超音波検査では，**境界明瞭な低エコー腫瘤**を呈し，嚢胞との鑑別が困難な場合がある．

- 注入物の変性や石灰化沈着により診断精度が低下することがあるため，**乳癌を否定できない場合は迷わず生検を行う**ことを勧める．

▶ 注入による豊胸術の概要

注入による豊胸は，**1980年代にダイエット目的の脂肪吸引術の発達とともに広まった**．すなわち，**生じた脂肪を乳房に注入する脂肪注入法**である．その後，**ヒアルロン酸，アクアミド，自己血成分などの素材を用いた注入豊胸**が行われるようになったが，特にアクアミド，アクアフィリングでは合併症が相次ぎ，海外では使用禁止となっている．ヒアルロン酸による豊胸も米国，フランス，韓国では禁止されているが，日本においては医師の判断に任されている．脂肪やヒアルロン酸は通常，乳腺後隙の脂肪層（大胸筋上）に注入するため，この部分に変化がみられるが，実施者の技量により乳腺内に注入物が認められる場合もある．

▶ 脂肪注入の場合

MG：MG検査は脂肪が生着するまで6か月以上経過してからが望ましいとされている．理想的な手技での脂肪注入であれば乳腺より深部の脂肪層へ注入されるため，MGでは乳腺後隙の開大が認められる（**図1**）．脂肪は乳腺の構成要素でもあり，乳腺内に注入されたとしても，その脂肪自体が診断の妨げになることは基本的にはない．ただし脂肪注入の合併症として，生着できずに脂肪壊死が生じた結果，嚢胞内腫瘤や充実性腫瘤が描出される．また，脂肪壊死による異栄養性石灰化や石灰乳石灰化が生じることもある．異栄養性石灰化は非常に特徴的で，レース状であったり不定形の石灰化であったりするが，乳癌との鑑別が

MG像（MLO方向）

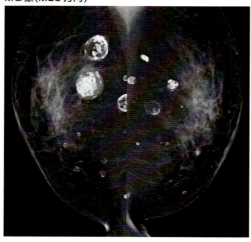

図1 50代，女性　脂肪注入後
大小様々な脂肪壊死が両側に散在している．乳腺後隙は注入脂肪により開大している．

非常に難しい症例に遭遇することがあるため，他モダリティも併用し慎重なアプローチが必要である（図2）．

超音波検査：超音波検査では，検査実施自体に破損などのリスクを伴わず簡便に施行できるため，注入豊胸に対し非常に有効である．脂肪壊死の箇所が高エコーになるため，その程度によって囊胞様，囊胞内腫瘤にみえるものや充実性腫瘤にみえるものなど多彩な超音波像（図3）を呈し，粘液癌や線維腺腫との鑑別が困難となることがある．境界がカプセルのごとく非常に平滑であることが多い．また，注入された脂肪はカラードプラで血流シグナルが認められないことは診断の上で有効である．

▶ヒアルロン酸注入の場合

MG：ヒアルロン酸注入では撮像時に腫瘤を形成している例が少なからずあるため，MGでは腫瘤を潰したり押し出して変形させてしまう危険性や撮像範囲が狭まる可能性がある．注入したヒアルロン酸はX線の透過性が高いが，肉芽腫や皮膜を形成しやすく，X線透過性が低下した腫瘤が生じることが多い（図4-A）．経時的には吸収されて腫瘤影は縮小していく．また，構築の乱れとして描出され左右差が生じることもあり，乳癌と見分けがつきにくくなる．肉芽腫や皮膜へのカルシウム沈着は，乳癌の石灰化との鑑別が困難になる場合もある．

超音波検査：ヒアルロン酸は境界明瞭平滑で，内部は無〜極低エコー腫瘤の多発として認められる（図4-B）．ただし，実施者の技量によっては乳腺領域や皮下

A　MG像（MLO方向）

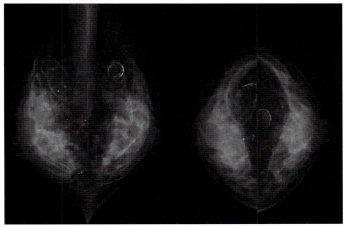

B　超音波像

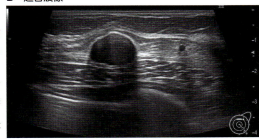

図2　20代，女性　乳腺後脂肪質に異物石灰化や脂肪空胞が認められる自己脂肪注入例

A, B：乳腺後脂肪質に石灰化や脂肪空胞を認め（**A**），乳腺後脂肪層に濃縮嚢胞様腫瘤を認める（**B**）．
（東京女子医科大学乳腺外科　青山 圭先生のご厚意による）

に注入されるケースも多く，乳腺領域のみの場合，多発嚢胞との鑑別は困難である．

▶ その他の注入物

　現在，国内では禁止されているものの，海外や大昔にパラフィンが注入された症例をみることがある（図5）．パラフィンが肉芽を形成し，超音波の強い反射が起こり，広い範囲で後方エコーが減弱または消失するため，消失範囲での質的診断はほぼ不可能である．

　注入による豊胸術後の乳房を正しく評価するためには，**豊胸術についての幅広い知見と数多い経験が必要**であり，**時には長い経過観察が必要**になる．知識と経験をもってしても**乳癌を否定できない場合は，迷わず生検を行い確定診断を得る**ことを忘れない．また，**豊胸術の施行者は，乳癌を含む乳腺疾患についてよく知った上で，乳がん検診や診療の注意事項を充分に説明後，豊胸術を行う**ことが望まれる．

A 超音波像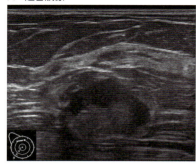

B 超音波像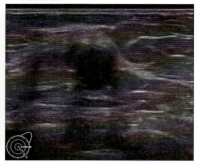

C 超音波像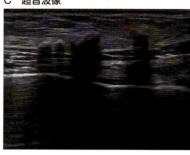

図3 50代，女性　脂肪注入後

A：脂肪壊死と思われる高エコー部分により，囊胞内腫瘤との類似所見となる．
B：乳腺内に注入されており，軽度炎症を伴う囊胞との類似画像となる．
C：乳腺内に小さな脂肪組織の塊が多発している．境界上縁に粗大高エコーを伴い，脂肪壊死が疑われる．

A MG像（MLO方向）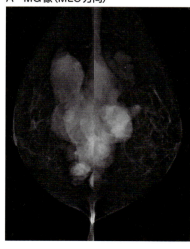

B 超音波像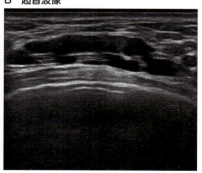

図4 50代，女性　ヒアルロン酸注入後

A：注入したヒアルロン酸が境界明瞭一部判定困難な多発腫瘤として描出され，正確な診断が非常に困難となる．
B：乳腺後方に無〜極低エコー帯を認める．境界明瞭で後方エコーはやや増強している．

A　MG像（MLO方向)　　　　B　超音波像

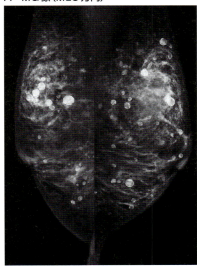
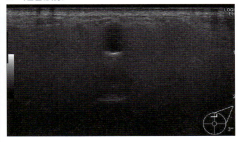

図5　70代，女性　パラフィン注入後
A：異物反応による異栄養性石灰化が，乳房内にびまん性に多発している．
B：超音波が乳腺内に届かず，中が観察できない状態となっている．
(東京女子医科大学乳腺外科　明石 定子先生のご厚意による)

▶ 検診での扱い

　日本乳がん検診精度管理中央機構における「豊胸術実施者へのマンモグラフィ検査に係る見解」の中で，**注入物による豊胸施行後の症例について，様々な危険を回避するため，一般者と同様の条件で受けられることは推奨できない**と明言している[3]．同様に，現段階では**住民検診は原則お断りすること**を周知徹底している自治体がほとんどである．**診療マンモグラフィの場合は禁忌ではないため**，豊胸術実施を必ず申し出てもらい，**撮影に伴うトラブルや診断精度の低下の可能性があることなどについて，受診者のインフォームドコンセントを十分に得る**必要がある．ただし，**受診者が注入を豊胸と認識していないことなどで，豊胸術を医療従事者に告知しない場合も少なくない**ため，検査の際にその可能性は常に念頭に置く必要がある．

参考文献
1) 東野英利子・他: マンモグラフィ診断の進め方とポイント, 第5版. 金原出版, p.268-272, 2021.
2) 角田博子・他: 知っておきたい！乳房超音波画像とスケッチの書き方. 文光堂, p.74, 75, 2016.
3) 特定非営利活動法人 日本乳がん検診精度管理中央機構: 豊胸術実施者のマンモグライ検査に係る見解 (2006年1月27日).　available at: https://www.qabcs.or.jp/news/news-20060127.html
4) 松永忠東: 豊胸術後乳癌の超音波検査. 乳腺甲状腺超音波医学 7: 52-55, 2018.

(池田 紫)

II 乳房超音波＆マンモグラフィ鑑別診断
4 その他

Q57 乳房にできた粉瘤の画像所見について教えてください．

- マンモグラフィ（MG）では腫瘤として描出され，乳腺内病変にみえることもある．
- 超音波検査では，**皮膚に接した境界明瞭平滑な腫瘤**で，皮膚表面まで**管状の低エコー**が連続している所見がみられることがある．

▶ 粉瘤とは？

粉瘤は皮内もしくは皮下腫瘍で，頭頸部，体幹上部，腰臀部に好発する．多くは有毛部に生じ，中心に黒点状の開口部を有する．時に，嚢腫壁の破裂や二次感染で，発赤や腫脹，圧痛を来すことがある[1]．乳房の皮膚にも発生するため，しこり自覚やMG検査での腫瘤指摘などがあり，乳腺外来で遭遇する場合がある．

▶ 粉瘤の画像所見

MG：境界明瞭平滑な腫瘤で等〜高濃度を示し，微細石灰化を伴うこともある[2]．乳房表層にみられるが，撮影方向や存在部位により，乳腺の腫瘤と鑑別が難しい場合がある（図1-A）．

超音波検査：粉瘤は，真皮内〜皮下の境界明瞭な低エコー腫瘤として描出される．通常は円形で，後方エコーの増強を伴う．内部エコーは様々で，均一な低エコーから，点状高エコーや無エコー域を伴う不均一なものがある．**真皮との連続性が診断に必須で，毛孔開口部へと連続する低エコー域がみられることもある**（図1-B）．内部に血流シグナルはない．破裂や炎症を伴う場合は，腫瘤の境界は不整となる（図2）．真皮との連続性は保たれるため，診断に有用である．炎症期には，血流シグナルが内部や辺縁にみられる場合がある[1]．**毛孔開口部が確認できない場合は，安易に粉瘤と断定せず，その他の皮膚病変などの可能性も視野に入れ，慎重に診断する必要がある**．また，粉瘤のサイズや部位によっては，乳腺の病変と鑑別が困難な場合があり，注意が必要である（図3）．

参考文献 1) 正畠千夏：皮膚科領域の超音波入門－日常よく遭遇する良性皮下腫瘤について－．超音波医学 46: 425-432, 2019.
2) Denison CM, et al: Epidermal inclusion cysts of the breast: three lesions with calcifications. Radiology 204: 493-496, 1997.

A MG像(CC方向)

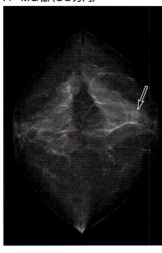

B 超音波像

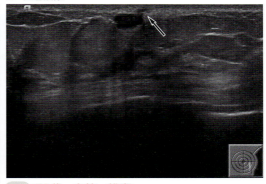

図1 50代, 女性　粉瘤

A：左乳房に境界明瞭な腫瘤(→)がみられ, 一見, 乳腺の病変のようにみえる.
B：MG像(**A**)では乳腺の腫瘤のようにみえたが, 超音波像(左乳房)では皮下に境界明瞭平滑な低エコー腫瘤として描出され, 乳腺の病変ではないことが確認できる. また, 皮膚に連続する管状の低エコー(→)がみられ, これにより粉瘤と診断できる.

超音波像

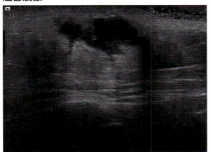

超音波像

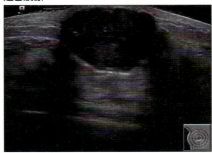

図2 50代, 女性　炎症を起こした粉瘤

皮下に境界は粗ぞうな低エコー腫瘤がみられる. 炎症のため皮膚は肥厚し, 腫瘤周囲の脂肪組織のエコーレベルは上昇している. 以前から指摘の粉瘤が, 炎症を起こしたものであった.

図3 30代, 女性　乳腺腫瘤と紛らわしい粉瘤

皮下に境界明瞭平滑な低エコー腫瘤がみられる. 乳腺を圧排し, 一見, 乳腺腫瘤のようにみえるが, 検査中にdynamic testを行い, 乳腺との可動性が確認されたため, 皮膚由来の病変を疑った. 同側の乳癌手術時に同時に摘出され, 粉瘤であることが確認されている.

(髙木 理恵)

II 乳房超音波&マンモグラフィ鑑別診断

4 その他

Q58 乳房膿瘍・肉芽腫性乳腺炎の画像所見について教えてください．

A
- 乳房膿瘍は，乳頭直下でみられることが多く，**無〜高エコーまで様々であり，後方エコーは増強する**．
- 肉芽腫性乳腺炎は，**地図状・管状低エコー域，不整形腫瘤**を呈することが多い．

▶ **膿瘍・乳腺炎の分類（図1）と特徴**

乳房膿瘍：乳管のうっ滞により炎症を繰り返すことで，膿瘍や瘻孔形成する炎症性疾患である．**乳輪下または乳輪傍皮下**に多く，20〜30代に好発，陥没乳頭に併発することが多いとされている．乳房膿瘍は，超音波検査において乳頭直下でみられることが多く，無〜高エコーまで様々であり，後方エコーは増強する（図2-A）．膿瘍内部の血流は乏しい一方，膿瘍周囲の血流は亢進する（図2-B）．乳房の圧迫にて，膿瘍の流動性を認めることがある．周囲脂肪組織のエコーレベル上昇を伴う．乳輪下の限局性・有痛性硬結が主症状であり，膿瘍の細菌検査では嫌気性菌がほとんどだが，菌が検出されないこともある．**治療はドレナージと抗菌薬投与，炎症を繰り返す場合には，消炎後に病的乳管と瘻孔切除が必要**となる．

肉芽腫性乳腺炎：小葉を中心に肉芽腫性炎症を来す良性の炎症性疾患で，特徴として，**出産・授乳後数年して発症することが多い**とされている．原因不明であるが，コリネバクテリウム（*Corynebacterium*）感染や高プロラクチン血症との関連が報告されている．超音波検査において，肉芽腫性乳腺炎は地図状低エコー（図3-A）・管状低エコー（図3-B），不整形腫瘤（図3-C）を呈することが多い．マンモグラフィ（MG）では局所的非対称性陰影（FAD）または不整形腫瘤として認められることが多い．硬い腫瘤として触知することが多く，画像所見か

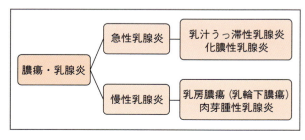

図1 膿瘍・乳腺炎の分類

らも**乳癌との鑑別が困難**なこともある．自然治癒する疾患であり，治療は経過観察が第一選択である．難治性の場合に内科的治療（ステロイドや免疫抑制薬，抗菌薬）を考慮し，不応例では外科的治療（ドレナージ・腫瘤切除）を検討する[1]．

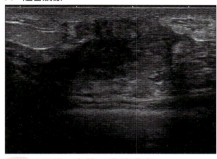
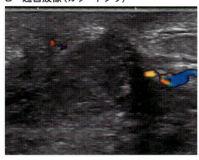

図2　30代，女性　乳腺膿瘍
A：低エコーと高エコーが混在し，後方エコーは増強している．
B：膿瘍周囲に血流シグナルを認める．

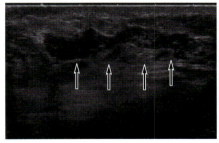
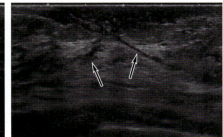
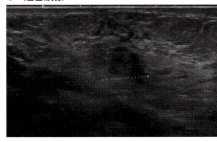

図3　20代，女性　肉芽腫性乳腺炎
A：地図状低エコーを認める（→）．
B：管状低エコーを認める（→）．
C：不整形腫瘤を認める．

参考文献 1) 日本乳癌学会（編）；乳腺腫瘍学，第4版．金原出版，p.96-197, 2022.

（清水 由実）

II 乳房超音波&マンモグラフィ鑑別診断

5 男性の場合

Q59 女性化乳房とはどのようなものでしょうか？

- 男性における乳腺組織の良性の増殖性変化である．
- 乳輪下に2〜6cm大の弾力のある腫瘤としてみられ，軽度の圧痛を伴うことが多い．
- 男性乳癌のリスク因子ではないと考えられている．

▶女性化乳房症

　女性化乳房症は，**男性における乳腺組織の良性の増殖性変化**と定義される．片側もしくは両側性の乳輪下に2〜6cm大の弾力のある腫瘤としてみられ，軽度の圧痛を伴うことが多い．好発はホルモンバランスが乱れる思春期と更年期であるが，どの年齢にも発症しうる．病理組織学的には，乳管の増生や拡張と乳管周囲結合織の増生がみられる．多くの場合，乳腺小葉は存在しないとされる．現在のところ，**男性乳癌のリスク因子とはいえない**と考えられている[1)2)]．

　原因：何らかの原因により，**乳腺組織の増殖を抑制するアンドロゲンと，増殖を刺激するエストロゲンの間のホルモン不均衡の結果として発症**する．思春期などの一過性の内分泌平衡失調以外のものとして，女性ホルモンの代謝異常（肝硬変，慢性腎不全，甲状腺機能亢進症など）や薬剤性（表1）が多いが，原因不明の特発性も知られている．精巣腫瘍や性染色体異常疾患のひとつであるKlinefelter症候群，アロマターゼの過剰発現が本態とされる遺伝性女性化乳房症といった遺伝性も原因とされる．

表1 女性化乳房症の原因となりうる代表的な薬剤

1	ホルモン薬	エストロゲン薬，抗アンドロゲン薬など
2	抗潰瘍薬	プロトンポンプ阻害薬，ヒスタミンH2受容体拮抗薬
3	心血管薬	ジゴキシン，スピロノラクトン，ニフェジピン，メチルドパなど
4	胃腸運動賦活薬	ドンペリドン，メトクロプラミドなど
5	抗痙攣薬	フェニトイン，カルバマゼピンなど
6	抗アレルギー薬	オキサトミドなど
7	向精神薬	ジアゼパムなど

192

診断：内服薬の聴取を含めた問診,視触診により診断しうることが多いが,マンモグラフィ(MG)検査,超音波検査が男性乳癌との鑑別に有用である.MGでは**乳頭周囲の高濃度乳房**として描出され,超音波検査では**境界不明瞭な低エコー像**としてとらえられる(図1〜3).

治療：思春期の女性化乳房症は自然消退が多く,積極的な治療を有しないことがほとんどである.中高年以降は薬剤性が多いため,可能であるなら原因薬剤の同定→中止→変更が理想であるが,内服薬が多い場合には困難なことが多い.症状が強く保存的対応が困難な場合や,整容的に問題がある場合は,手術療法による切除術が行われることもある.理論的には,薬物療法として選択的エストロゲン受容体モジュレーター,アロマターゼ阻害薬,アンドロゲン薬,抗エストロゲン薬などが有効と考えられるが,現在保険適用されている薬剤は存在しない.(以前はエピチオスタノール[商品名：チオドロール]が保険適用されていたが,2000年9月をもって回収されている.)

女性化乳房は男性乳癌のリスク因子とはいえないため,特にフォローアップはせず症状増悪時の受診でよいと考える.

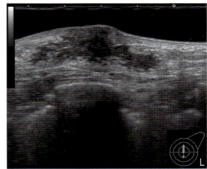

A　MG像(CC方向)　B　MG像(MLO方向)　超音波像

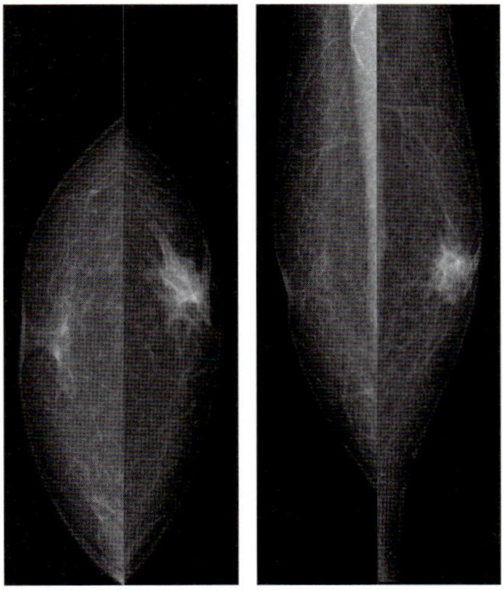

図2　80代,男性　右＜左の女性化乳房症
左乳房の疼痛と硬結を自覚し来院.
乳腺は低エコーを呈し,なだらかに広がる.

図1　30代,男性　右＜左の女性化乳房症
A,B：乳頭を中心に,円錐形に乳腺組織が広がる.

A 超音波像

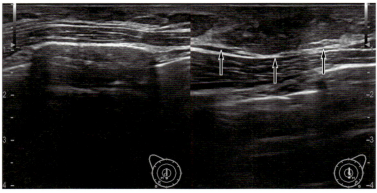

B MG像（CC方向）　C MG像（MLO方向）

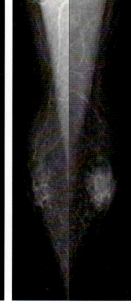

図3　40代，男性　右＜左の女性化乳房症

左乳房の疼痛と硬結を自覚し来院．
A：左は乳腺全体が低エコーに描出され，扁平楕円状の低エコー腫瘤のようにみえる．乳腺が厚い部分は一部高エコーを呈することもある（→）．
B，C：乳頭を中心に，円錐形に乳腺組織が広がる．

参考文献 1) Weiss JR, et al: Epidemiology of male breast cancer. Cancer Epidemiol Biomarkers Prev 14: 20-26, 2005.
2) Fentiman IS, et al: Male breast cancer. Lancet 367: 595-604, 2006.

（野口 英一郎）

5 男性の場合

Q60 男性乳癌の画像所見について教えてください．

- **女性の乳癌と同様の形態**を呈する．
- 女性化乳房の典型的な画像所見以外は，（男性）乳癌を疑う必要がある．
- 女性化乳房との鑑別に，超音波検査でのエラストグラフィによる**硬さの評価**が有用との報告がある．

▶ 男性乳癌の画像所見

　男性乳癌は**全乳癌の1％未満**であり，その希少性からエビデンスが乏しい疾患である．乏しいエビデンスの中からも，画像所見は女性の乳癌と同様の形態を呈するとされているが，女性では良性を示唆する"境界明瞭な腫瘤"が，男性では乳癌であることを経験する（図1～3）．よって，男性乳腺疾患の最多疾患である**女性化乳房の典型的な画像所見以外は，（男性）乳癌を疑う**必要があると考える．

　マンモグラフィ（MG）検査での悪性を示唆する石灰化は女性より少なく，男性乳癌でみられる石灰化は，女性では良性とみなされる石灰化（散在性，点状など）を呈することがあると報告されている[1)2)]．また，**女性化乳房との鑑別に超音波検査での形態評価に加えて，エラストグラフィによる硬さの評価が有用**であると報告されている（area under the curve；AUC値 0.994）[3)]．

▶ 男性乳癌のミニ知識

　稀な疾患であり，国立がん研究センター「がん情報サービス」によると，2019年のわが国の統計では全乳癌の0.68％を占め，670人が罹患した．女性同様増加傾向にあるが，罹患年齢は女性のように40代のピークはない（女性のピークは40代後半と60代～70代の2峰性）．免疫染色はエストロゲン受容体（ER）陽性率≧90％，プロゲステロン受容体（PR）陽性率≧80％，アンドロゲン受容体（AR）陽性率≧90％を占める．サブタイプは，hormone receptor（HR）＋/human epidermal growth factor receptor 2（HER2）－が84.1％，HR＋/HER2＋が12.7％，HR－/HER2＋が0.8％，triple negative（TN）が2.3％であった[4)]．男性乳癌において生殖細胞系列の変異は10％以上であるため，すべての男性乳癌に対して，保険診療での*BRCA1/2*の遺伝学的検査が施行可能

である．BRCA2病的バリアントが最も多く（～12%），相対リスクは80，BRCA1病的バリアント（～1%）は稀であるが，相対リスクは15～18である．

　治療もエビデンスに乏しいが，手術療法，放射線療法，薬物療法のすべてにおいて，女性乳癌治療に準じて施行されている．術後のホルモン治療は，アロマターゼ阻害薬はタモキシフェンより生命予後延長効果は劣るため，**タモキシフェンが有害事象の観点からも第一選択薬**となっている[5]．

A　MG像（CC方向）　　　B　MG像（MLO方向）

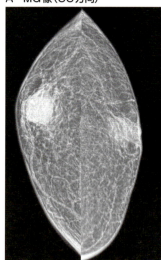
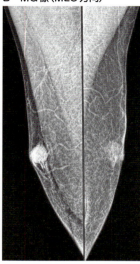

C　超音波像

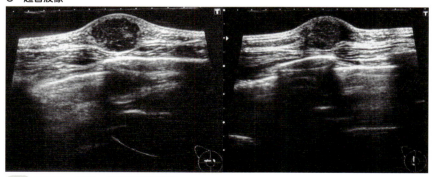

図1　50代，男性　浸潤性乳管癌

A，B：右乳房CAE区域に微細鋸歯状な辺縁をもつ高濃度腫瘤を認める．
C：多角形で境界は明瞭粗ぞう，内部エコー不均一な低エコー腫瘤（15×11×18mm）を認める．針生検にて，浸潤性乳管癌 [ER＞70%，PR 5%，HER2（1+），Ki-67 index 20%] と診断した．

A MG像（CC方向）　　B MG像（MLO方向）

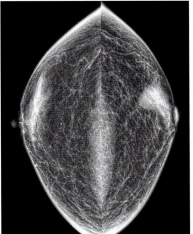
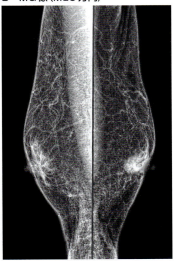

C 超音波像

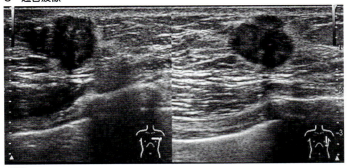

図2 60代，男性　浸潤性乳管癌

A, B：左乳房CDE区域に微細鋸歯状な辺縁をもつ高濃度腫瘤を認める．
C：多角形で境界は明瞭粗ぞう，内部エコー不均一な低エコー腫瘤（24×16×12mm）を認める．
針生検にて，浸潤性乳管癌［ER＞70％，PR＞70％，HER2（2＋）→FISH増幅あり，Ki-67 index 20％］と診断した．

　　　　　　　　　　　　Memo

▶ **エストロゲンは精巣でも産生される！**

- 男性においては，精巣においてもエストロゲンが産生されており[6]，アロマターゼ阻害薬単剤では，エストラジオールを完全に抑制することはできないとされる．

A　MG像（CC方向）　　　B　MG像（MLO方向）

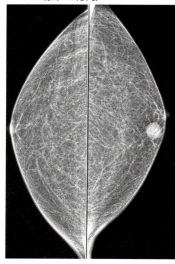
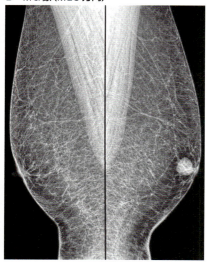

C　超音波像

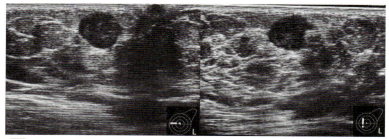

図3　60代，男性　非浸潤性乳管癌

A，B：左乳房S領域に境界明瞭平滑な高濃度腫瘤を認める．対側にも女性化乳房を認めない．
C：分葉形で境界は明瞭粗ぞう，内部エコー不均一な低エコー腫瘤（15×13×11 mm）を認める．
針生検にて，非浸潤性乳管癌［ER＞70%，PR＞70%，HER2（1＋），Ki-67 index 10%］と診断した．

参考文献
1) Kapdi CC, et al: The male breast. Radiol Clin North Am 21: 137-148, 1983.
2) Dershaw DD, et al: Mammographic findings in men with breast cancer. AJR 160: 267-270, 1993.
3) 若木暢々子・他：男性乳癌と女性化乳房症の超音波所見の検討．Jpn J Med Ultrasonics 49: 151-157, 2022.
4) Leone J, et al: Tumor subtypes and survival in male breast cancer. Breast Cancer Res Treat 188: 695-702, 2021.
5) Hassett MJ, et al: Management of male breast cancer: ASCO guideline. J Clin Oncol 38: 1849-1863, 2020.
6) Hemsell DL, et al: Plasma precursors of estrogen. II. Correlation of the extent of conversion of plasma androstenedione to estrone with age. J Clin Endocrinol Metab 38: 476-479, 1974.

〔野口　英一郎〕

INDEX

ページ番号の色字は詳述ページを示す.

【欧文】

A

angiosarcoma（乳腺原発血管肉腫）————126

B

background parenchymal enhancement
（BPE）（背景乳腺の非特異的な造影効果）
————————————————————90
*BRCA*遺伝学的検査————————143
*BRCA1/2*の遺伝学的検査—————195
breast implant-associated anaplastic
large cell lymphoma（BIA-ALCL）
（乳房インプラント関連未分化大細胞型
リンパ腫）————————————182
Bモード—————————————54, 60

C

comedo壊死（中心壊死）————104, 133
complex cyst————————————164
complicated cyst—————————164
computed radiography（CR）————66
Cooper靱帯——————————24, 32
　－によるアーチファクト——————31
craniocaudal（CC）（頭尾）方向撮影——25, 72
CT———————————————————88
cyst（嚢胞）————————126, 160, 164

D

dense breast（高濃度乳房）
————26, 29, 68, 83, 85, 86, 161, 193
depth width ratio（D/W比）（縦横比）——124
digital mammography（DMG）
（デジタルマンモグラフィ）——————76
dynamic range（DR）（ダイナミックレンジ）
————————————————————51
dystrophic calcification（異栄養性石灰化）
——————————————————137

E

encapsulated papillay carcinoma
（被包型乳頭癌）—————————126

F

fast/washoutパターン————————90
fat island———————————————30
^{18}FDG-PET————————————91
fibroadenoma calcification
（線維腺腫の石灰化）———————137

fibroepithelial tumor（線維上皮性腫瘍）—148
flat panel detector（FPD）（平面検出器）—67
focal asymmetry density（FAD）
（局所的非対称性陰影）————21, 78, 190

G

granulomatous mastitis（肉芽腫性乳腺炎）
————————126, 130, 190, 191

H

hemangioma（血管腫）————————126
HER2（human epidermal receptor 2）陽性
乳癌————————————91, 101, 104
hereditary breast and ovarian cancer
syndrome（HBOC）（遺伝性乳癌卵巣癌症
候群）————————————143, 145
hypercellular type————————119
hypocellular type————————119

I

internal mammary lymph node（Im）
（内胸リンパ節）——————37, 38, 40
intracystic papilloma（嚢胞内乳頭腫）——171
intraductal papilloma（乳管内乳頭腫）
————60, 126, 129, 171, 172, 173, 176
invasive carcinoma（浸潤癌）——94, 96, 126
invasive lobular carcinoma（ILC）
（浸潤性小葉癌）————96, 97, 109, 124, 125
invasive papillary carcinoma
（浸潤性乳頭癌）—————————126

J

juvenile fibroadenoma（若年性線維腺腫）—148

K

Klinefelter症候群—————————192

L

lateral shadow（外側陰影）————160, 162
lubricant adipofascial system（LAFS）
（扁平状脂肪小葉）————————23
lucent-centered calcification
（中心透亮性石灰化）———————138
luminal A-like乳癌————————101, 103
luminal B-like乳癌————————101, 103

M

mammography first————————87
mass（腫瘤）——30, 63, 78, 90, 108, 110, 188
mastopathy（乳腺症）———126, 166, 177

mediolateral oblique（MLO）（内外斜位）方向
　撮影—————————————24, 72
mediolateralview（ML）（内外）方向撮影——72
medullary carcinoma（髄様癌）————126
milky way———————————71, 80
MRI——————————————88
mucinous carcinoma（粘液癌）
————96, 97, 112, 113, 119, 120, 126

N
non-mass enhancement（NME）
　（非腫瘍性病変）—————65, 90, 139

P
Paget病——————————————94
papillary ductal carcinoma *in situ*
　（乳頭状非浸潤性乳管癌）————126
phyllodes tumor（葉状腫瘍）
————126, 154, 155, 156, 157, 177
posterior echoes（後方エコー）———122, 123
protective adipofascial system（PAFS）
　（立方状脂肪小葉）———————23

R
radial scar（放射状瘢痕）———174, 175, 176
region of interest（ROI）—————58
round calcification（円形石灰化）———137

S
sclerosing adenosis（硬化性腺症）
—————————174, 175, 176
shadowing（圧迫不足によるアーチファクト）
———————————————31
simple cyst———————————164
skin calcification（皮膚の石灰化）———138
Snellの法則————————————162
solid papillary carcinoma（充実乳頭癌）—126
spicula（スピキュラ）—————69, 106
squamous cell cacinoma（扁平上皮癌）
—————————————126, 131
stage（臨床病期）————————41, 98
STC（sensitivity time control）/
　TGC（time gain compensation）———51
supraclavicular lymph node（Sc）
　（鎖骨上リンパ節）—————37, 38

T
terminal duct lobular units（TDLU）
　（終末細乳管小葉単位）———19, 133
triple negative—————102, 104, 105

V
vascular calcification（血管の石灰化）——138

X
X線管球——————————————66

【和文】

あ
アーチファクト————————30
明るさ（ゲイン）————————52
圧迫板———————————————66
圧迫不足によるアーチファクト（shadowing）
———————————————31
圧迫理由————————————70
アンドロゲン————————192

い
異栄養性石灰化（dystrophic calcification）
———————————————137
遺伝性女性化乳房症————192
遺伝性乳癌卵巣癌症候群（hereditary breast
　and ovarian cancer syndrome：HBOC）
—————————143, 145
異物石灰化————————————185
インプラント—————70, 180
　－の破損————————181

え
腋窩の解剖————————34
腋窩リンパ節—————25, 34, 99
壊死型石灰化—————81, 133
エストロゲン—————26, 192
エラストグラフィ————————54
円形石灰化（round calcification）———137
円形中心透亮性石灰化————183
炎症性乳癌—————141, 142
　－の進行————————142

お
オイルシスト（オイル嚢胞）—169, 183
音響陰影————————————162
音響インピーダンス—————44, 162
オンコタイプDX乳がん再発スコア®プログラム
———————————————100

か
外側陰影（lateral shadow）———160, 162
過誤腫—————————178, 179
仮想超音波速度————————52
カテゴリー判定————————78
カテゴリー分類—————42, 63
カラーゲイン————————58
カラードプラ法—————58, 60
カラー表示エリア————————58
間質型石灰化————————134

き

偽嚢胞 165
境界悪性葉状腫瘍 155
境界が微細鋸歯状の腫瘤 110
境界が不明瞭な腫瘤 108
境界部高エコー 111, 114, 116
境界明瞭な腫瘤 112
境界明瞭な低エコー腫瘤 158
局所的非対称性陰影(focal asymmetry density；FAD) 21, 78, 190
きわめて高濃度 83

く

屈折 162
群散乱体 114

け

血管腫(hemangioma) 126
血管の石灰化(vascular calcification) 138
血流速波形 59
検査時のモニタ位置 50
検診超音波カテゴリー 63
減衰 44

こ

高エコー域 20
高エコー腫瘤 120
高エコーの乳癌 119
硬化性腺症(sclerosing adenosis) 174, 175, 176
膠原線維 28
構築の乱れ 81, 82, 96, 174
－を呈する悪性病変/良性病変 175
高濃度乳房(dense breast) 26, 29, 68, 83, 85, 86, 161, 193
後方エコー(posterior echoes) 122, 123
－の減弱 106
後方散乱(バックスキャッタリング) 115
混合性腫瘤 64
混合性パターン 63, 164
コンベックスプローブ 44

さ

鎖骨上リンパ節(supraclavicular lymph node；Sc) 37, 38
－転移 38

し

脂肪空砲 71
脂肪性～散在性乳腺 29
脂肪性乳房 86
脂肪組織 28, 51, 115
脂肪注入後 184, 186
若年性線維腺腫(juvenile fibroadenoma) 148

縦横比(depth width ratio；D/W比) 124
充実性パターン 63, 164
充実乳頭癌(solid papillary carcinoma) 126
終末細乳管小葉単位(terminal duct lobular units；TDLU) 19, 133
手術瘢痕部分 33
術後定期検査 117, 118
腫瘤(mass) 30, 63, 78, 90, 108, 110, 188
－の診断基準 64
－の診断フローチャート 79
－の読影 78
－の病理診断のための生検部位 128
上肢の位置 47
小嚢胞集簇 166, 167
女性化乳房症 192, 193, 194
シリコン・インプラント 180
浸潤癌(invasive carcinoma) 94, 96, 126
浸潤性小葉癌(invasive lobular carcinoma；ILC) 96, 97, 109, 124, 125
浸潤性乳癌 89, 90, 92
浸潤性乳管癌 51, 55, 57, 59, 69, 95, 96, 109, 113, 116, 132, 134, 196, 197
浸潤性乳管癌充実型 169
浸潤性乳頭癌(invasive papillary carcinoma) 126

す

髄様癌(medullary carcinoma) 126
スピキュラ(spicula) 69, 106
－を伴う良性病変 107
－を有する乳癌 106, 107
スリット 154, 156

せ

セカンドルック超音波像 118
セクタプローブ 44
石灰化 81, 85, 133, 137
－の診断 81
－を利用した焦点合わせ 53
線維上皮性腫瘍(fibroepithelial tumor) 148
線維腺腫(fibroadenoma) 56, 69, 146, 148, 150, 152, 156, 181
－と葉状腫瘍の鑑別 155
－の経時的変化 149
－の石灰化(fibroadenoma calcification) 137
鑑別が困難な－ 152
急速増大する－ 157
腺葉構造 21

そ

総合判定 87
相対的ひずみ分布 54

201

速度レンジ————————58

た

ダイナミックレンジ（dynamic range；DR）
————————51
タモキシフェン————————196
単純嚢胞————————86, 128, 160, 161
男性乳癌————————195

ち

中心壊死（comedo壊死）————104, 133
中心透亮性石灰化
　（lucent-centered calcification）————138
超音波画像構成————————114
超音波装置————————44
超音波の原理————————44
超音波フュージョン技術————————43

つ

つくば弾性スコア————————54, 56

て

低エコー域————————139
デジタル撮影装置（検出器）————66
デジタルマンモグラフィ
　（digital mammography；DMG）————76
転移性リンパ節腫大————————36

と

等エコーパターン————————18
頭尾（craniocaudal；CC）方向撮影——25, 72
読影環境の設定————————76
特殊型————————96
トモシンセシス————————68
トリプルネガティブ乳癌
————————86, 92, 113, 143, 144

な

内因性サブタイプ————————101
内外斜位（medio-lateral oblique；MLO）方向
　撮影————————24, 72
内外（mediolateralview；ML）方向撮影——72
内胸リンパ節（internal mammary；lm）
————————37, 38, 40
内胸リンパ節転移————————39
内部エコーレベル————————121
内部エコーを有する嚢胞————————168

に

肉芽腫性乳腺炎（granulomatous mastitis
　lymph node）————126, 130, 190, 191
2分割法————————50
乳癌————————65, 80, 94, 110
　－のTNM分類————————98
　－のサブタイプ分類————————101

　－の発症年齢————————159
　高エコーの－————————119
　乳管内進展を有する－————124, 125
　扁平な－————————124
乳癌術前精査————————117
乳癌取扱い規約————————61, 99
乳管内乳頭腫（intraductal papilloma）
————60, 126, 129, 171, 172, 173, 176
乳腺————————94, 142
　－のひきつれ————————174
　－の領域リンパ節とレベル区分————34
　－分布パターン————————22
乳腺原発血管肉腫（angiosarcoma）————126
乳腺実質————————83
乳腺腫瘤————————79, 189
乳腺症（mastopathy）————126, 166, 177
乳腺線維腺腫————————58, 59
乳腺組織————————24, 28, 94
乳腺嚢胞————————165
乳腺膿瘍————————191
乳頭————————25, 33
乳頭下腫瘤————————165
乳頭状非浸潤性乳管癌
　（papillary ductal carcinoma in situ）—126
乳房————————18
　－の脂肪と乳腺分布のバリエーション——22
　－の超音波検査————————48
乳房インプラント関連未分化大細胞型リンパ腫
　（breast implant-associated anaplastic
　large cell lymphoma；BIA-ALCL）————182
乳房構成————————83, 84
乳房腫瘤————————132, 165
乳房超音波検査————————44
　－時の流れ————————46
　－要精密検査————————117
乳房超音波像のレポート————————61
乳房超音波の画質設定————————51
乳房内アミロイドーシス————————177
乳房内リンパ節————————42, 43
　－転移————————43
乳房膿瘍————————190
乳輪————————25
乳輪下膿瘍————————190
妊娠・授乳期————————26, 150

ね

粘液癌（mucinous carcinoma）
————96, 97, 112, 113, 119, 120, 126

の

濃縮嚢胞————————126, 164, 168, 169
嚢胞（cyst）————————126, 160, 164
　－形成————————154

囊胞性パターン ——63
囊胞性病変 ——132
囊胞内癌 ——112, 130
囊胞内腫瘤 ——126, 171, 173
囊胞内乳頭腫(intracystic papilloma)——171

は

背景乳腺の非特異的な造影効果(background parenchymal enhancement:BPE)——90
バスキュラリティ(血管分布)——58
パラフィン注入後 ——187
反射 ——44
反応性リンパ節腫大 ——36

ひ

ヒアルロン酸 ——71, 183
　－注入 ——184
　－注入後 ——186
微細石灰化 ——53
非腫瘤性病変(non-mass enhancement:NME)——65, 90, 139
　－の要精検基準 ——65
微小浸潤癌 ——94
非浸潤癌 ——94
非浸潤性乳管癌(DCIS) ——57, 82, 95, 113, 140, 167, 174, 198
　high grade－ ——135
　low grade－ ——136
非対称性乳腺組織 ——78
皮膚の石灰化(skin calcification)——138
被包型乳頭癌(encapsulated papillay carcinoma)——126
病変の位置 ——61
病変部位の記載 ——80
豹紋状乳腺のバリエーション ——31, 32

ふ

フィルタ ——66
フォーカス(焦点)——52
フォトンカウンティング ——68
不均一高濃度 ——29, 83
不整形腫瘤 ——176, 190
ブレスト・アウェアネス ——145
フローイメージング ——54, 58
プローブ ——44, 48, 54

　－の持ち方・当て方 ——48
プロゲステロン ——26
プロラクチン ——26
分泌型石灰化 ——81, 134
粉瘤 ——188, 189

へ

平面検出器(flat panel detector:FPD)——67
辺縁微細鋸歯状腫瘤 ——110
扁平状脂肪小葉(lubricant adipofascial system:LAFS)——23
扁平上皮癌(squamous cell cacinoma) ——126, 131

ほ

豊胸術 ——180, 183
放射状瘢痕(radial scar)——174, 175, 176
ポップコーン状石灰化 ——146

ま

マンモグラフィ(MG)——24, 66
　－検査時の流れ ——72
　－健診 ——85
　－装置 ——66
　－を施行できない症例 ——70

め

免疫染色 ——95

よ

葉状腫瘍(phyllodes tumor) ——126, 154, 155, 156, 157, 177
　分葉状を呈する－ ——157

り

リニアプローブ ——44
臨床的サブタイプ ——101
臨床病期(stage)分類 ——98
リンパ節 ——34
　－の構造 ——35
　－の走行 ——41
　－転移(N因子)と病期(Stage)——41
リンパ流 ——35

ろ

肋軟骨 ——31, 32

Gakken KEYBOOK Beginners

乳房超音波＆マンモグラフィ一問一答

病変の見極めに"必ず"役立つエッセンス

2024 年 10 月 14 日　　初版　第 1 刷発行

編　著	明石　定子
発行人	小袋　朋子
編集人	木下　和治
発行所	株式会社 Gakken
	〒141-8416 東京都品川区西五反田 2-11-8
印刷所・製本所	TOPPAN クロレ 株式会社

●この本に関する各種お問い合わせ先
本の内容については，下記サイトのお問い合わせフォームよりお願いします．
　https://www.corp-gakken.co.jp/contact/
在庫については　Tel 03-6431-1234（営業）
不良品（落丁，乱丁）については　Tel 0570-000577
　学研業務センター　〒 354-0045 埼玉県入間郡三芳町上富 279-1
上記以外のお問い合わせは　Tel 0570-056-710（学研グループ総合案内）

> 動画の配信期間は，最終刷の年月日から起算して 4 年間をめどとします．
> ただし，予期しない事情により，その期間内でも配信を停止する可能性があります．
> なお，動画に関するサポートは行っておりません．ご了承ください．

©Sadako Akashi 2024 Printed in Japan

本書の無断転載，複製，複写（コピー），翻訳を禁じます．
本書に掲載する著作物の複製権・翻訳権・上映権・譲渡権・公衆送信権（送信可能化権を含む）は
株式会社 Gakken が管理します．
本書を代行業者等の第三者に依頼してスキャンやデジタル化することは，たとえ個人や家庭内の利用で
あっても，著作権法上，認められておりません．

本書に記載されている内容は，出版時の最新情報に基づくとともに，臨床例をもとに正確かつ普遍化す
べく，著者，編者，監修者，編集委員ならびに出版社それぞれが最善の努力をしております．しかし，
本書の記載内容によりトラブルや損害，不測の事故等が生じた場合，著者，編者，監修者，編集委員なら
びに出版社は，その責を負いかねます．
また，本書に記載されている医薬品や機器等の使用にあたっては，常に最新の各々の添付文書（電子添文）
や取り扱い説明書を参照のうえ，適応や使用方法等をご確認ください．　　　　　　　　株式会社Gakken

JCOPY 〈出版者著作権管理機構　委託出版物〉
本書の無断複写は著作権法上での例外を除き禁じられています．複写される場合は，そのつど事前に，
出版者著作権管理機構（Tel 03-5244-5088，FAX 03-5244-5089，e-mail: info@jcopy.or.jp）の許諾を得てく
ださい．

※「秀潤社」は，株式会社 Gakken の医学書・雑誌のブランド名です．
学研グループの書籍・雑誌についての新刊情報・詳細情報は，下記をご覧ください．
　学研出版サイト　https://hon.gakken.jp/

装丁・本文デザイン　有限会社 タイプフェイス
DTP/ 図版作成　　　東 百合子，有限会社 ブルーインク，株式会社 日本グラフィックス